치료와 예방

먹으면서 고치는 관절염

먹으면서 고치는
관절염

튼튼한
백 세 관절을 위한
치료와 예방

튼튼마디한의원 지음

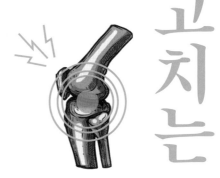

와이겔리

2006년, 우리는 행복했다.

익숙지 않은 삽질로 손바닥은 까지고 온몸은 땀으로 범벅이
되고 얼굴은 검게 그을렸지만, 천진한 어린아이들처럼 사소한 이야
기에도 즐거워하며 깔깔거렸다. 녹진한 피로가 밀려오는 해거름이
되면 삽을 땅바닥에 탕탕 치며 흙을 털어내고, 뒷산 계곡 바위틈에
서 끌어당긴 시원한 산수로 등목을 했다.

얼음처럼 차가운 물로 씻는 동안의 오싹한 괴로움도 잠시, 곧 온
몸이 시원해지고 하루의 피로가 풀어졌다. 대학을 졸업한 후, 진료
실에서 환자와 책과 씨름하며 약해지고 늘어졌던 근육들이 2006년
봄을 맞이하면서 팽팽한 긴장감 속에 다시금 살아나고 있었다.

평행봉을 묻느라 구덩이를 파면서 엄청 큰 왕바위와 씨름하던 곰

돌이 건욱이, 포기하지 않고 해머로 바위를 내리치며 마침내 뽑아낸 후 '하면 된다'라는 교훈을 가슴에 새기던 일, 웃통 벗고 묵묵히 하루만에 100미터가 넘는 땅을 삽질하던 안영민 교수, 새참 먹고 돌아서서 한 시간만 일해도 배가 고프다던 정현석 박사, 삽질뿐만 아니라 시멘트 공굴, 축대 보강 등 각종 노가다에 눈부신 활약을 보이던 우석이, 광환이….

덕유산과 가야산으로 둘러싸인 약초원은 그렇게 시작되었다. 뜨거운 햇살 아래 몸을 부리고 땀을 흘리며 생전 처음 노동을 경험하면서, 4월에 시작된 우리의 작업은 반딧불이가 밤하늘을 밝히던 여름을 지나 늦가을까지 이어졌다.

원래 약초원 자리는 십 년 전에 산기슭을 깎고 석축을 쌓아 개간해둔 땅이었다. 그 동안은 무성한 잡초밭으로, 멧돼지 노루 토끼 야생고양이 뱀 두꺼비 개구리 땅강아지 같은 산짐승들의 놀이터로 이용되던 공터였다.

만추(晩秋)가 되면서 주변의 산들이 붉은 단풍으로 물들 즈음, 산기슭 중턱에 운동장처럼 텅 비어 있던 공터에는 여기저기 작은 집과 천막과 화장실이 만들어졌고, 마침내 한의학도들의 보금자리는 제 모습을 드러내게 되었다.

약초원 공사를 통해 처음 만났던 한의사 선후배들은 한의학이라는 길을 같이 걷는다는 이유 하나만으로도 금방 친해져서 형이 되고 아우가 되어 마치 십년지기처럼 친해졌다.

이 글은 우리가 함께 땀을 흘리고 일을 하면서 많은 밤을 산 속에

먹으면서 고치는 관절염

서 지낼 당시, 한의학의 미래와 방향을 의논하는 과정에서 자연스럽게 기획되었다. 결국 의학이란 임상에서의 실질적 가치가 가장 중요한 덕목이기에, 특정 질환에서 발휘할 수 있는 한의학의 역량을 보여주는 것이 이 시대의 한의학도가 걸어야 할 최선의 길이라고 판단한 것이다.

우리는 이 글을 통해 특정 질환에 대한 한의학직 해석과 그 치료 방향을 어린 후배들에게 제시하고 알리고자 한다. 그래서 일반인들을 위한 글이라기보다는 선배가 먼저 알고 느낀 것을 후배들에게 다독거리며 가르치는 듯한 기분으로 적어나갔다.

우리는 관절을 튼튼하게 만들어 퇴행성관절염을 극복한다는 기본 방향을 설정하고 '튼튼마디 관절치료 프로그램'을 만든 바 있다. 그래서 이 글은 이러한 프로그램을 만들어낸 장본인들의 시각으로 바라본 관절의 본질과, 그 관절이 퇴행성 변화를 일으켰을 때 어떻게 치유해야 하는가를 동료와 후배 여러분에게 알리기 위해 쓰여졌다.

오늘날 '몸'에 대한 인식과 해석 방법은 서양의학이 주도하고 있고, 일반인들도 서양의학의 범주 내에서만 '몸'을 이해한다. 하지만 한의학에서 바라보고 있는 '몸'에 대한 인식과 해석 방법은 서양의학과 많은 차이가 있다. 한의학을 일반인들에게 이해시키기 위해 이 시대의 언어를 통해 다시 튜닝하여 설명할 수밖에 없는 이유가 여기에 있다. 다소 힘들겠지만, 우리에게는 그러한 노력이 필요하다.

우선 이 글의 내용은 고령화 사회로 진입하면서 의료계의 화두가

되고 있는 퇴행성관절염에 대한 한의학적 해석으로부터 출발하고자 한다. 그리고 한의학만의 특징이라 할 수 있는 보법(補法)과 교제(膠劑)를 통한 퇴행성관절염의 해결책을 밝히고자 한다. 이를 통해 한의학에 입문한 어린 후배들은 한의학적 사고를 익힐 수 있기를 바라고, 또 이 글의 실천을 통해 많은 사람들이 퇴행성관절염의 고통으로부터 벗어날 수 있기를 기원한다.

2008년 6월

전창선

차 례

1부

관절과 퇴행성관절염의 이해

퇴행성관절염은 관절에 생기는 질병이다. 관절은 주로 팔다리에 많은데, 인체에서 팔다리와 관절, 그리고 몸과의 관계를 바로 알아야 그 치료 방향을 결정할 수 있다. 결론부터 말하자면, 팔다리와 관절은 평생을 고생만 하는 몸의 노예이다. 이는 몸을 있는 그대로 자연스럽게 바라보는 데에서 출발한다.

넓은 바다로 길 떠나는 연어의 지느러미는
물에 저항하지 않는다.
먹이를 찾아 높이 나는 독수리의 날개는
바람에 저항하지 않는다.

연어가 물속을 헤엄치듯, 독수리가 하늘을 날듯, 우주 삼라만상의 모든 생명체는 '스스로 그렇게' 살아간다. 너무나도 자연스러워 '인간'이 개입할 틈이 없다. 무엇보다도 먼저 이들이 가지고 있는 생명의 아름다움을 있는 그대로 받아들이고 함께 기뻐해야 한다. 그 다음 이들이 보여주는 역동적인 생명력, 그 속에 내재된 자연의 질서를 겸허한 마음으로 이해하는 것, 그것이 우리가 나아가야 할 길이다.

자연스럽게 보기 : 대비

한의학은 자연의학이므로 의학적 추론이 자연스러워야 하는 학문이다. 그래서 한의학적 시각은 물 흐르듯 편안해야 하고 어린아이에게 설명하여도 알아들을 수 있어야 한다. 학문적인 표현을 위해 어쩔 수 없이 어려운 말을 구사하더라도 그 핵심은 단순(單純)해야 하고 쉬워야 한다. 이렇듯 자연을 있는 그대로 바라본다는 차원에서, 모 신문사에 연재되는 한글 바로쓰기 코너가 '우리말바루기'인 것처럼 우리도 '시각바루기' 연습을 해보도록 하자.

삼라만상을 자연스럽게 보려면 먼저 내 머릿속 지식을 잠재우고 이성적 판단을 최소한으로 줄여야 한다. 그리고 무심한 마음으로 숲길을 산책하듯 하늘을 보며, 마치 어리석고 모자라는 듯 약졸(若拙)한 심정으로 바라보아야[觀] 한다.

그렇다고 바보처럼 멍하게 걸어서는 안 된다. 한의학도가 믿고

의지해야 하는 최소한의 이성적·철학적 인식 도구는 사용해야 한다. 그것은 다름 아닌 음양(陰陽)이다. 자연을 음양으로 해석하는 것은 자연에 대한 인간 이성의 개입 중 최소한도(最小限度)이다. *

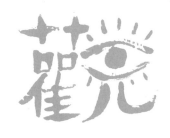

　인간의 인식 구조가 의심 없이 받아들이기만 할 때는 '하나'이다. 그래서 아주 상고(上古) 시절에는 하나인 하늘[天]만 믿는 평화가 유지되었다. 그러다가 세월이 흘러 인간의 마음에 변화가 생긴다. 바로 이성(理性)이 깨어나기 시작한 것이다, 그러면서 '하나'는 '둘'로 바뀌고, 하늘[天]은 천지(天地)로 바뀌었다. 세상을 인식하는 인간의 의식 구조가 천지로 바뀌면서 음양은 출발한다. 음양이 인간 이성의 개입 중 최소한도인 이유가 여기에 있다.

　이제 음양으로 간단하게 대비(對比)해보는 연습을 해보자.

　먼저 한 마리의 새가 있다. 그렇다. 그냥 새이다. 그 무엇과 대비 없이는 그냥 존재하는 모습이다. 그런데 사람과 대비해보니 새의 특성이 보인다. 이때 사람을 중심으로 대비하는 이유는 사람이 만물의 영장이고, 결국 의학이란 인간을 위한 학문이기 때문이다.

　새는 팔과 어깨가 넓어 상체가 발달한 사람과 같다. 기운이 위로 승부(升浮)하는 양체(陽體)라는 것을 알 수 있고, 그 성질을 한열(寒

---

*『음양이 뭐지?』, 『오행은 뭘까?』, 『음양오행으로 가는 길』(전창선·어윤형, 와이겔리) 참조.

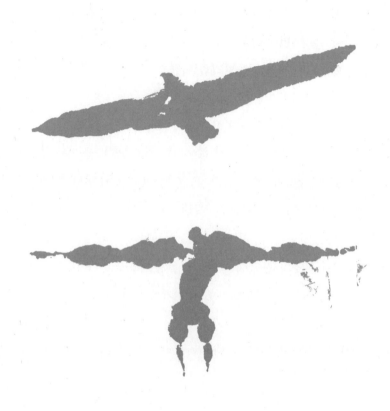

자연스럽게 보기 : 대비(對比) 하나

새는 팔과 어깨가 넓어 상체가 발달한 사람과 같다.

기운이 위로 승부(升浮)하는 양체(陽體)라는 것을 알 수 있고,

그 성질을 한열(寒熱)로 나눈다면 뜨거울 가능성이 더 높다.

먹으면서 고치는 관절염

熱)로 나눈다면 뜨거울 가능성이 더 높다.

새 중 독수리와 닭을 대비해보자. 닭도 팔과 어깨가 발달했지만 독수리에 비하면 형편없다. 닭도 새인지라 승부(升浮)하는 기운이 없는 것은 아니지만 독수리의 기운에는 못 미칠 것 같다. 닭이 양체이긴 하지만 잘 날지 못할 정도로 기운이 가라앉았으므로 많이 중화(中化)되었음을 알 수 있다. 그래서 독수리는 식용이 될 수 없지만 닭은 식용으로 먹을 수 있다. 특히 닭은 음인(陰人)에게 적합한 음식이다. 기운이 가라앉고 상승(上升)의 의지가 빈약한 사람이 상복(常服)하면 좋다.

물고기도 홀로 보면, 물길을 거슬러 올라가는 놀라운 생명력과 약동하는 아름다움을 지닌 그냥 물고기이다. 하지만 사람과 대비하니 역시 특성이 도드라진다. 허리가 몹시 아래쪽으로 붙어 있으니 지느러미가 팔다리인 것 같으나, 물고기의 팔다리는 거의 폼에 지나지 않는다.

물고기 중 붕어는 허리가 굵은 반면, 참치는 개미허리이다. 거기에다 붕어는 두터운 비늘로 가득 덮여 있고, 참치는 미끈하다. 사람으로 친다면 붕어는 중년의 모습, 참치는 유년의 모습이다.

낚시를 해본 사람이라면 알겠지만 붕어처럼 허리가 굵고 비늘이 잘 발달된 놈들은 잡혀 올라와도 대단히 오래 버티고 끈기가 있다. 반면 허리가 잘록한 고등어 같은 놈들은 잡혀 올라오면 미친 듯 퍼덕거리다 제풀에 금방 죽어버린다. 그래서 붕어는 음체(陰體)

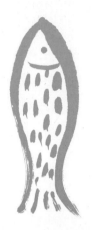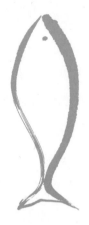

자연스럽게 보기 : 대비(對比) 둘
붕어는 허리가 굵은 반면, 참치는 개미허리이다.
거기에다 붕어는 두터운 비늘로 가득 덮여 있고,
참치는 미끈하다. 사람으로 친다면
붕어는 중년의 모습, 참치는 유년의 모습이다.

이고 양인(陽人)의 음식이며 참치는 양체(陽體)이고 음인(陰人)의 음식이다.

그렇다면 붕어와 조개는 어떻게 대비될까. 조개는 붕어에 비해 더욱 두터운 옷을 입고 있다. 생김새로 보자면 공격 의지는 전혀 없고, 오로지 보호 본능만 발달한 모습으로 더욱 음성적이다. 성격이 급해 '자주 간(肝)이 뒤집어지는' 사람은 조개를 상복해볼 만하다.

다음은 조개와 굴을 대비해보자. 조개는 바닷속을 기거나 날아다니는데, 굴은 바위에 붙어 꼼짝도 하지 않는다. 그래서 굴은 조

먹으면서 고치는 관절염

개에 비해 더욱 음성적이며, 오장(五臟) 중에 낮고 깊은 곳으로 갈 듯하다.

마지막으로 굴의 껍질과 굴의 알맹이를 대비해보자. 껍질이건 알맹이이건 굴 전체(全體)는 모두 음성적이지만, 상대적으로 알맹이는 양(陽)이고 껍질은 음(陰)이다. 그래서 알맹이는 식용(食用)으로 쓰이지만, 기운이 완전히 음성적으로 치우친 껍질은 약용(藥用)한다.

자연스럽게 보기 : 용도

흔히 판단에 의하지 않고 곧바로 느껴 아는 것을 '직관'이라 알고 있다. 그러나 직관(直觀)의 원래 뜻은 '있는 그대로를 바라보는 것' 이다.

자연 속에 하나의 소우주로 살아가는 인간을 이해해야만 하는 한의학도의 입장에서 직관이란 무엇보다 소중하다. 자연은 스스로 그러한 본모습을 보여주므로, 보여주는 모습을 그대로 보아내기만 하면 된다. 그러한 의미에서 쓰임새, 즉 용도(用度)를 통해 '있는 그대로를 바라보는' 또 다른 연습을 해보자.

먼저 우리 몸의 일부분인 치아를 '있는 그대로' 보자. 사실 치아를 있는 그대로 보면 채식이 맞다, 육식이 맞다는 논쟁은 불필요하다.

보통 사람의 이 중 윗니의 반쪽을 있는 그대로 살펴보면, 오른쪽 에서부터 앞니 2개, 송곳니 1개, 어금니 5개이다. 앞니는 과일이나 야채를 먹기에 적합하고 어금니는 맷돌처럼 곡물을 갈기에 적합하여 채식을 위한 치아이다. 그리고 송곳니는 고기를 찢어먹기에 적합하므로 육식을 위한 치아이다. 즉, 자연 그대로 볼 때 인간의 육식과 채식의 비율은 1:7이 적당하다. 최근에는 어금니가 점차 4개로 줄어드는 추세이다. 이는 곡물 섭취의 중요도가 줄고 육식 비율이 높아진 결과라 볼 수 있다.

그런데 갓난아기는 아예 치아가 없다. 그러니 아무리 고기가 좋다 한들 고기를 먹여서는 안 된다. 치아가 없는 갓난아기는 액체로 된 젖만 먹겠다는 자연이다. 그리고 어린아이는 앞니 2개, 송곳니 1개, 어금니 2개여서, 성장기에는 채식에 비해 육식의 비율이 높아야 된다는 것을 말해주는 자연이다.

동물도 마찬가지이다. 악어와 개는 육식을 위주로, 소는 채식을 위주로 해야 함을 치아의 형태가 말해주고 있다. 채식이 몸에 좋다 여겨 악어에게 풀만 먹이고 고기를 먹이지 않으면 어떻게 될까? 반대로 소에게 더욱 기운을 내어 열심히 일하도록 육식만 강요하면 어떻게 될까? 자연을 거스르면 당연히 문제가 생길 수밖에 없다.

이렇듯 인간을 포함한 삼라만상의 '스스로 그러한' 모습을 바라보는 눈을 기르는 것이 한의학도인 우리가 나아가야 할 공부의 방향이다. 한의학이란 먼저 자연을 이해하고, 그 이해를 바탕으로 인간을 이해하는 의학임을 명심해야 한다.

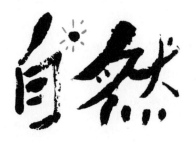

먹으면서 고치는 관절염

1장 관절의 이해

    '대비'와 '용도'를 통해 자연스럽게 보는 연습을 해보았다. 이제 인간의 몸 전체를 있는 그대로 보면서, 몸에서의 관절의 역할을 생각해보도록 하자.

  먼저 우리 몸의 주인공, 혹은 가장 중요한 부위는 무엇일까? 평이하게 생각하면 '뇌(腦)'라 답할 수 있겠으나, 분명 그러한 간단한 질문을 하려는 건 아님을 간파해야 한다. 지금 우리는 '있는 그대로' 보기로 했고, 그렇게 바라보면 의외의 사실을 깨닫는 경우가 많기 때문이다.

  물론 뇌는 사고하고 판단하고 몸에 명령을 내리는 등 진정한 몸의 주인답다. 그런데 언제부터인가 뇌가 몸의 주인이라고 하기에는 뭔가 석연치 않은 느낌이 생겼다. 뇌를 몸의 주인이라 믿을 수 없는 막연한 느낌은 바로 종교인이나 수행자들의 깨달음에서 출발한다.

수행을 오래하여 높은 경지에 이른 분들은 종종 "뇌의 활동에 의한 의식은 하늘을 가린 구름과 같고, 너의 본성은 그 구름 뒤의 푸른 하늘이다."고 말했다. 또 "머리와 작별하고 가슴과 손을 잡아라."고 말하기도 했다. 그들의 경지는 알 수 없지만, 뇌가 몸의 주인이 아닐 거라는 의구심이 생기기에는 충분한 깨달음이다.

이들의 깨달음에는 수긍할 만한 근거들이 존재한다. 우선, 우리 몸을 다시 한 번 '있는 그대로' 보자. 있는 그대로 보는 방법은 이미 알고 있는 것을 당연하게 받아들이면 안 된다. 이미 알고 있는 것에 큰 의심을 품고 다시 보아야지만 새로운 것이 보인다.

몸통의 노예로서의 관절

우리의 뇌는 팔과 다리에 명령하여 물건을 집게 하고, 걷고 뛰게 한다. 당연한 이야기이다. 또 뇌는 나 자신에게 명령하여 이 글을 쓰게도 한다. 당연한 이야기이다. 뇌는 주인처럼 아침에 눈을 뜨자마자 나에게 이런저런 명령을 계속 내린다. 지난밤에는 술을 한잔 마시자고 하더니 오늘 아침은 해장국을 먹자 한다. 그래서 해장국을 먹었지만 속은 불편하다. 체한 모양이어서 속은 답답하고 쓰리기 그지없다.

나는 뇌에게 체해서 위산(胃酸)이 너무 많이 나오는 것 같으니 위(胃)에 명령하여 조금 더 힘차게 움직이고 위산 분비를 줄여보라고

먹으면서 고치는 관절염

부탁한다. 그런데 뇌가 명령을 했는지 말았는지 위는 묵묵부답, 아무런 변화도 없다. 위는 그냥 뭉쳐 있고 위산은 계속 과다 분비되어 나는 괴롭기만 하다.

뇌가 온몸의 주인인 줄 알았는데, 뇌의 명령을 전혀 받지 않는 장기가 있었다! 그런데 가만 보니 위만 그런 것이 아니다. 빨리 뛰는 심장에게도 정상적으로 뛰라고 뇌가 명령해봐야 아무런 소용이 없다. 위도, 소장도, 대장도, 심장도, 간도, 허파도, 소위 말하는 중요 장기들은 뇌의 명령체계 밖에 있다!

이들은 생명 유지에 절대적으로 중요한 장기들이다. 뇌의 명령을 받는 팔다리는 잘려도 살 수 있지만 이들 장기는 단 하나만이라도 작동을 멈추면 죽음이다. 오히려 뇌 기능이 멈추는 뇌사(腦死) 상태에도 복강 내 장기가 작동하면 몸은 살아 있는 셈이다. 몸의 가장 소중한 부위가 뇌가 아니라는 생각이 확실해진다.

지렁이와 같은 동물은 머리가 있는지 없는지도 모를 정도이다. 물고기 정도로 진화되어도 머리와 몸의 경계가 뚜렷하지 않다. 진화의 과정을 거치며 고등해질수록 머리는 몸통과 구분되며, 몸통 대비 뇌의 용량이 무거워진다. 뇌의 용적으로 따지자면 당연 인간이 가장 고등한 동물이다.

이 과정을 잘 살펴보면 몸통 자체가 몸의 주인이었고, 그 주인이 자신의 안락한 삶을 위해 각고의 노력 끝에 머리를 키워냈다는 사실을 알 수 있다. 자식을 키워 독립시키듯 머리를 키워 목 위로 우뚝 독립시킨 것이다. 뇌는 그 사실을 아는지 모르는지, 개구리 올챙이

적 까마득히 잊어버린 채 다 큰 자식 부모 무시하듯 몸통을 대한다. 그럼에도 불구하고 몸통은 천지불인(天地不仁)하듯 자신의 견해를 드러내지 않는다.

이때 몸통은 토(土)이다. 뇌는 토(土)의 대행자이다. 몸통은 성(性)이고 뇌는 정(情)이다. 몸통은 초월계이고 뇌는 현상계이다. 몸통은 푸른 하늘이고 뇌는 그 하늘을 가리고 있는 구름이다. 몸통은 혼돈(chaos)이고 뇌는 질서(cosmos)이다. 몸통 속 내장은 좌우가 없으며 제각각 불규칙한 형태로 무질서하게 섞여 있다.

혼돈(混沌)의 몸통은 토(土)로서 우리 몸의 진정한 주인공이다. 뇌는 몸통에서 분화되어 위로 뻗어나온 토의 대행자이다. 뇌는 제(帝)라 칭하던 고대의 왕과도 같은데, 왕은 진정한 토인 하늘을 대행하는 자일 뿐이다. 몸통이 자신의 원활한 삶을 위해 뇌라는 출장소를 낸 것이다. 뇌의 바로 밑에 눈, 코, 귀, 입까지 열어 뇌의 역할을 원활히 수행할 수 있도록 돕고 팔다리를 붙여 기동력까지 강화시켰다. 지렁이, 말미잘, 해삼은 꿈도 꾸지 못할 정도의 진화이다.

뇌의 명령체계는 주인인 몸통에게는 미치지 못하지만, 자기의 신하인 팔다리에게는 끊임없이 명령을 내릴 수 있다. 팔과 다리 등은 뇌의 명령에 능률적으로 대처하기 위해 좌우가 대칭이다. 그래서 몸통 속과 달리 겉으로 드러난 몸은 질서정연하다. 몸이 획득한 좌우대칭의 질서는 천지가 천좌선 지우행(天左旋 地右行)하면서 맷돌처럼 돌아가는 생태 환경에 가장 효율적으로 적응한 결과라 여겨진다.

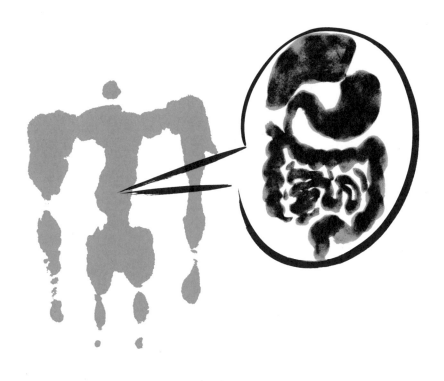

혼돈(chaos)의 몸통과 질서(cosmos)의 몸

몸통 속 내장은 좌우가 없으며

제각각 불규칙한 형태로 무질서하게 섞여 있다.

몸통 속과 달리 겉으로 드러난 몸은 질서정연하다.

몸이 획득한 좌우대칭의 질서는

천지가 천좌선 지우행(天左旋 地右行)하면서 맷돌처럼 돌아가는

생태 환경에 가장 효율적으로 적응한 결과라 여겨진다.

이제 몸의 겉을 다시 보자. 머리는 예전처럼 중심으로 여겨지지 않고 몸통의 집사 정도로 보일 뿐이다. 머리가 집사이면 팔다리는 말 그대로 머리의 수족(手足)이다. 팔과 다리는 하루 종일 쉬지 않고 고달픈 노동을 한다. 평생 머리의 명령을 받는 노예나 다름없다.

단순하고 자연스러운 시각으로 바라보면 몸의 체계와 중요도는 이제 다른 모습으로 재편된다. 이러한 시각은 한의학에서는 이미 당연스레 받아들여지고 있다. 『동의보감』의 '편제(篇第)'를 살펴보면 오장육부(五臟六腑)가 가장 먼저 소개되고, 그 뒤를 이어 '외형편(外形篇)'에 머리[頭], 귀·눈·입·코[耳目口鼻], 등[背], 배[腹], 뼈[骨], 팔[手], 다리[足]가 순서대로 나온다.

관절의 구조와 역할

동양의 전통적인 사유 방법인 '관(觀)한다'는 몸과 마음에 힘을 빼고 두루미가 높은 곳에 앉아 대상을 물끄러미 내려다보듯 하는 것이다. 마치 불가의 공안(公案)을 풀듯, 관절도 이처럼 '관해야' 한다.

우리의 몸을 위해 평생을 노예처럼 봉사하는 팔다리를 생각해보자. 그리고 그 팔다리의 움직임을 가능하게 하는 관절들을 생각해보자. 우리는 그들의 희생으로 생동(生動)하는 동물의 본능을 마음껏 발휘할 수 있었다. 그런데 너무 오래 써먹다 보니 낡고 말았다. 아니 너무 오래 썼다기보다 잘못 사용하여 사용 기한의 절반도 못 넘긴 채 낡아버리고 말았다. 그렇게 나이가 들면서 퇴행성관절염이 생긴다.

먹으면서 고치는 관절염

낡고 지친 팔다리의 관절을 위해 우리는 어떻게 해야 할까? 평생을 봉사하다 병든 마디를 위해 어떤 방법으로 위로하고 어떤 약으로 고쳐야 될까?

이를 고찰하기에 앞서, 우선 관절의 구조와 역할을 살펴보자. *

우리 몸의 움직임을 가능하게 하는 '윤활관절'의 대표적인 모습에서, 관질 사이에 윤활액이 밀랑밀랑한 징구공처럼 작은 물주머니를 이루고 있음을 발견할 수 있다. 이때 건강한 윤활액은 날계란의 흰자위처럼 맑고 투명하고 끈적거린다. 정구공은 물렁뼈(연골)와 더불어 좋은 쿠션을 만들어 관절의 역동적인 움직임을 가능하게 해준다.

관절의 이러한 구조는 우리를 움직일 수 있는 동물(動物)로 살아갈 수 있게 해준다. 머리부터 발끝까지, 모든 관절들이 조화를 이루어 굴신(屈伸)하므로 몸의 동작을 둥글고 자연스럽게 연출할 수 있다. 자칫 무릎관절 하나만 굳어도 중국 영화에 나오는 강시처럼 통통 튀면서 걸어야 할 것이다.

인간뿐 아니라 움직이며 살아가는 모든 동물은 생동(生動)하는 관절기관을 갖고 있어야 한다. 이들 동물과 달리 식물에는 관절이 없다. 물론 관절로 추상(抽象)되는 마디가 없는 것은 아니지만 동물처럼 역동적으로 움직일 수 있는 조직은 없다. 식물이 관절을 포기하고 붙박이 삶을 선택하며 획득한 것은 거의 영생에 가까운 수명

---

* 직관(直觀)과 직견(直見)은 구별되어야 한다. 여기서 관절의 구조를 바라보는 것은 직견이다. 서양의학은 과학적 추론을 바탕하여 탄생한 의학이므로 이 시대 의학계는 인체에 대해 인류 역사상 가장 뛰어난 직견을 갖게 되었다. 이러한 직견은 직관에 내포(內包)되는 하위 개념이다.

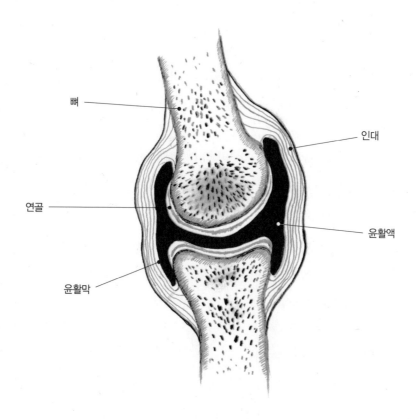

뼈

인대

연골

윤활액

윤활막

관절의 기본 구조

관절의 이러한 구조는 우리를 움직일 수 있는 동물(動物)로
살아갈 수 있게 해준다. 머리부터 발끝까지, 모든 관절들이 조화를 이루어
굴신(屈伸)하므로 몸의 동작을 둥글고 자연스럽게 연출할 수 있다.
자칫 무릎관절 하나만 굳어도 중국 영화에 나오는 강시처럼
통통 튀면서 걸어야 할 것이다.

먹으면서 고치는 관절염

이다. 용문사의 은행나무가 천 년이 넘는 생명을 보장받았지만, 그 대가로 붙박이 삶을 살아야 하는 것처럼 말이다.

인간은 100년 남짓한 삶이지만 그 대신 마음대로 움직일 수 있는 자유를 획득했다. 그 자유는 관절을 통해서만 가능하다. 우리가 당연하게 받아들이고 있는 팔다리의 관절도 그것의 존재 이유와 역할을 깊이 생각해보면 기적과도 같은 놀라운 일임을 금방 깨닫게 된다. 관절의 말없는 봉사, 그러한 헌신적인 희생으로 우리는 산으로 들로, 하와이로 알프스로 마음껏 돌아다닐 수 있게 된 것이다.

그런데 평생을 노예처럼 부리고 혹사시켜 퇴행성관절염이 생겼다. 관절을 위해 무엇을 어떻게 보답해주어야 마땅할까? 결론부터 말하자면 다음과 같다.

> 관절이란 희생적인 토(土)의 역할을 하는 마디이고
> 관절을 이루는 질료(質料)는 교질이며
> 퇴행성관절염이 생기면 보법(補法)을 위주로 치료해야 한다.

오행(五行)으로 추상한다면, '마디'라는 역할로서의 관절은 토(土)라 할 수 있고 물질적 질료로서의 관절은 금형(金形)으로서 생명력인 목기(木氣)와 수기(水氣)를 담고 있는 모습이다. 평생을 노예처럼 부리다가 퇴행성 변화가 생겼다면 그 치료는 이감위군(以甘爲君)*

---

*여러 가지 약재를 배합하여 조제할 때, 단맛이 나는 약재를 가장 중요하게 여기고 처방하는 것을 말한다. 단맛이 나는 약재를 '왕'으로 중용한다는 뜻이기도 하다.

의 보법으로 고치는 것이 마땅하다는 얘기이다.

허증(虛證)은 보법으로 고치는 것이다. 즉, 한의학적으로 해석된 관절의 개념을 바탕으로, 한의학 치료의 장점이라 할 수 있는 보법을 통해 퇴행성관절염을 고칠 수 있다. 보법은 현대 서양의학에서는 그 개념조차 없는 우리 한의학의 독자적인 영역으로, 나이가 들면서 생긴 퇴행성관절염 치료에 있어서 비침습적 치료를 뛰어넘는 최선의 선택이다.

마디로서의 관절

시간에도 마디가 있을까? 결론부터 말하자면, 시간에는 마디가 없다. 시간이란 쉬지 않고 돌아가는 해와 달을 모델로 만든 것이기 때문이다. 해와 달은 둥글게 쉼 없이 돌아가므로 마디가 있을 수 없다. 다만 인간이 시간에 점(點)을 찍어 시간의 마디로 사용할 뿐이다. 즉, 인간의 편의상 시간에 마디가 생겼다.

시간의 마디는 인간의 오성(悟性)을 자극하는 철학적 의미를 내포한다. 시간에 점을 찍어 마디를 만들었지만 그 마디의 정확한 실체는 우리를 깊은 상념에 빠지게 한다. 예를 들어 '오후 1시'를 생각해보자. 지금 시각이 오전 10시쯤이라면 오후 1시는 앞으로 약 3시간 뒤에나 다가올 실존(實存)의 시간이다.

그런데 시간이 흐르고 오후 1시가 되어 실존하는 그 시간에 도달하는 순간(瞬間, 눈 깜짝할 사이) 오후 1시는 지나가버리고 만다. 오

먹으면서 고치는 관절염

후 1시가 되어 "오후 1시다."는 말이 채 끝나기도 전에 오후 1시는 흘러가버린다. 시간을 극도로 미분(微分)하여도 우리가 점을 찍은 그 자리는 찍는 순간 사라져버린다.

인간이 편의를 위해 만들었다지만, 시간의 마디는 만들어질 때부터 더욱 중요한 초월적 의미를 가지고 있다. 하루를 24등분한 모든 점들, 1달을, 1년을, 사세절을 나눈 모든 시간의 점들이 그러하다. 왜냐하면 이러한 마디들은 해와 달, 지구의 우주적 운행질서에 의해 설정된 것이므로 진정한 의미의 마디이기 때문이다. * 사계절로 본다면 가장 중요한 시간의 마디는 동지와 하지이고, 하루로 본다면 낮 12시와 자정이다. ** 태양의 운행에서 가장 큰 변화를 일으키는 이 마디를 바로 '시간의 토(土)'라고 한다.

이러한 시간의 마디를 봄, 여름, 가을, 겨울에 그대로 적용하면 오행의 마디가 자연스럽게 드러난다. 봄을 목(木)이라는 걸음걸이로, 여름을 화(火)라는 걸음걸이로, 가을을 금(金)이라는 걸음걸이로, 그리고 겨울을 수(水)라는 걸음걸이로 배속하면 된다. 토(土)는 각 계절의 마디를 이루며 목이 화로 바뀔 때, 화가 금으로 바뀔 때, 금이 수로 바뀔 때, 그리고 다시 수가 목으로 바뀔 때 중재자로

*물론 시간의 흐름 중 어디에건 점을 찍을 수 있다. 그러므로 우리의 삶이란 매 순간 토(土)의 마디에 있는 셈이다. 현(玄)하고도 현(玄)한 것은 바로 '지금, 여기 – 자(玆)'이다.
**어린 시절 이불 속에서 듣던 귀신 이야기 ─ 스산한 바람이 불고 비가 내리는 무서운 밤, 쾌종시계의 바늘이 자정을 가리키고 종이 땡~ 땡~ 치면서 귀신이 나온다는 ─ 에는 밤 12시가 되면 어김없이 귀신이 나타나는데, 밤 12시는 하루 중 토(土)의 큰 마디이기 때문이다. 토는 현상계와 비현상계가 혼용된 초월적 마디이므로 귀신이 쉽게 나타날 수 있다고 여긴 것이다.

역할한다.

　그렇다면 인체에서의 마디는 무엇일까? 관절의 순수한 우리말이 '마디'이므로 당연히 관절이다. 마디의 철학적 의미가 오행상 '토'에 속하므로 인체의 관절 역시 토의 역할을 한다는 것을 쉽게 짐작할 수 있다.

　인체에서 토로 추상(抽象)할 수 있는 대표적인 장기는 원래 위(胃)*와 단전(丹田)**이다. 위와 단전은 내경(內景)에 있는 몸통 속의 토이고, 관절은 외형(外形)에 있는 뼈와 뼈 사이의 강(腔, 몸의 빈 공간)으로 마디를 이루며 토의 역할을 한다.

　사람의 마디는 크게 두 가지 역할을 한다. 첫째는 자라기 위해서이고, 둘째는 움직이기 위해서이다. 식물의 마디가 자라기 위한 것이 주된 목적이라면, 사람의 마디는 움직이기 위한 것이 주된 목적이다. 사람의 몸에는 약 200개가 넘는 마디가 있는데, 무릎관절, 어깨관절, 팔꿈치관절, 손목관절, 발목관절, 그리고 척추관절, 고관절 등이 대표적이다. 사람도 성장기에는 관절을 중심으로 성장판이 자라므로 우리 몸에 내재된 식물성을 엿볼 수 있다.

---

*위(胃)는 육(肉)의 전(田)으로, 인체를 먹여 살리는 밭이다. 밭은 음(陰)과 양(陽)이 합일(合一)하여 십(十)을 이루는 곳으로 토(土)의 표상(表象)이다. 그러므로 위는 인체의 대표적인 토로 추상(抽象)된다.
**단전(丹田)은 자궁(子宮)의 다른 이름[異名]으로서, 정자[陽]와 난자[陰]가 만나 십(十)을 이루어 싹을 틔우는 밭이다. 우주(宇宙)의 율려(律呂)운동에서는 미토(未土)로서, 극도로 분열되어 미만(彌滿)한 기(氣)를 수렴하면서 현상계에 생명의 물질적 실체가 드러나게 하는 십무극처(十無極處)이다.

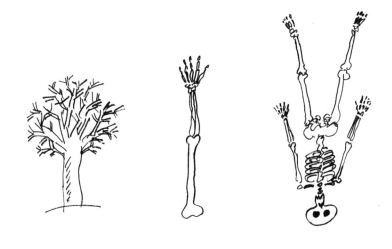

우리 몸에 내재된 식물성

어린아이가 자라서 성인이 되는 과정은 나무가 자라는 것과 같다.
골격이 나뭇가지 펼쳐지듯 자라는 것을 관찰할 수 있다.

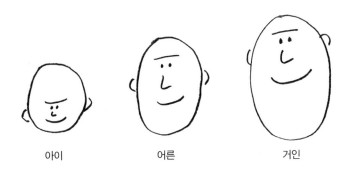

아이   어른   거인

몸과 마찬가지로, 사람의 얼굴은 자라면서 아랫쪽이 커진다.
거인은 팔다리 등 골격이 웃자라듯, 얼굴의 아랫쪽도 웃자란 모습이다.

관절의 성장판과 교질

자연계에서도 유형(有形)으로 눈에 잘 드러나는 것들은 목화금수로 설명하기 쉽고, 무형(無形)으로 눈에 잘 드러나지 않는 것은 토로 설명하기 쉽다. 텅 빈 공(空)은 오행상 토에 속한다. '관절강(關節腔)'이라 불리는 뼈와 뼈 사이[실제로는 활액으로 가득 차 있지만 관절은 '몸속의 빈 공간'이라는 뜻으로 '강(腔＝肉+空)'이라 한다]는 '몸속 빈 공간'이 되어 스스로를 비우면서 비로소 자신의 역할을 한다.

자기를 비우고 자기를 주장하지 않아야 마디가 되고 토가 될 수 있다. 목에서 화로 분산할 때 토가 중재해주고, 화에서 금으로 수렴될 때 역시 토가 중재해준다. 중재자는 자기를 주장하지 않는다. 즉, 관절은 스스로를 비우고 중재자 역할을 하는 마디이다.

나무가 대지에 뿌리를 박고 자라나듯, 사람의 뼈도 토인 마디에서 자란다. 키가 크는 것은 관절 부위인 골단(骨端)의 성장판이 자라기 때문인데, 성장판은 부드러운 연골조직에 가깝고 관절강의 활액 등으로부터 보호와 자양을 받는다. 이때 관절은 뼈와 뼈를 연결하며 토의 역할을 할 뿐만 아니라, 뼈의 성장까지 돕는 어머니로 역할한다. 즉, 무에서 유가 창조되듯 텅 빈 것 같은 마디에서 뼈가 자라난다. 목화금수가 토의 현신(現身)이듯, 빈 듯한 마디의 도움으로 성장판이 자라 뼈를 이룬다.

숲은 나무로 가득 찬 듯 보이지만, 나무 밑에는 대지가 있어 나무들이 뿌리를 내리고 잘 자랄 수 있게 도와준다. 마디도 마찬가지여

먹으면서 고치는 관절염

서, 성장기에는 골단의 성장판에서 뼈가 잘 자랄 수 있도록 도와주고, 성장이 끝난 후에는 연골과 연조직, 활액낭 등으로 뼈를 보호하고 안전하게 움직일 수 있도록 도와준다.

이처럼 마디는 뼈가 자랄 수 있게 도울 뿐만 아니라 자기가 낳은 자식을 보살피듯 평생 뼈를 보호한다. 연골로써 뼈와 뼈가 맞닿는 충격과 마찰을 흡수하고, 활액을 생성하여 윤활과 영양을 보충하며 인대와 힘줄 등으로 감싸 관절을 이루는 뼈의 골단을 보호한다.

이때 연골은 65~80%가 물로 이루어져 있는 초자양(硝子樣)의 물렁뼈로서, 달리기를 할 때 체중의 약 10배에 해당하는 충격을 흡수·분산시킨다. 어떠한 첨단 소재로도 연골보다 낮은 마찰력을 가진 것을 만들 수 없는데, 인간의 기술보다 자연의 기술이 더 앞선 셈이다. 그리고 관절의 활액은 이러한 연골의 마찰과 마모를 줄이기 위한 윤활제로 역할할 뿐 아니라 영양 공급체이다.

대지는 무한하다. 그렇지만 인간은 유한하다. 인체의 토로 추상될 수 있는 관절 역시 마찬가지이다. 삼라만상을 자양하는 대지와도 같이, 인간이 마음껏 움직일 수 있도록 도와주는 '윤활관절'은 평생 희생으로 일관된 토의 역할을 한다. 하지만 어머니처럼 노예처럼 끊임없이 평생을 희생하던 마디도 외상이나 영양장애, 비만에 의한 과부하 등으로 약화되고 만다.

희생적으로 역할하던 관절 마디의 기본 구조는 모두 동일하므로, 나이가 듦에 따라 모든 마디가 어쩔 수 없이 약해지고 닳는 것은 피할 도리가 없다. 다만 약화된 것을 강화시켜 고치는 수밖에 없다. 강화시켜 고치는 방법은 한의학에서 곧 보법(補法)으로 치료한다는 의미로 통한다. 마디가 가지고 있는 토의 성질과 끊임없는 희생을 이해한다면 기존의 사법(瀉法)만으로는 안 된다. 관절을 이루는 연조직과 동일한 성질의 약물인 교제(膠劑)를 통해 보강되어야만 한다.

교질은 관절을 이루는 연조직, 특히 인대와 힘줄의 주성분이다. 그리고 관절은 마디로서 토의 역할, 토의 작용을 한다는 것을 알았다. 여기서 재미있는 사실은 인체에서 교질이 분포되어 있는 곳은 관절을 포함한 대부분의 결합조직이라는 점이다. 즉, 교질은 전신에 퍼져 있는 결합조직의 주성분이다.

결합조직은 인체에서 가장 많은 양의 조직으로, 주로 조직(tissue)과 장기(organ)를 지지하거나, 다른 조직들을 서로 묶기도 한다. 성긴 결합조직은 다양한 장기를 완충하여 보호하고 포장하기도 하고, 단단한 결합조직은 인대나 힘줄처럼 강하게 접합하고 지지하는 역할을 한다.

결합조직의 종류로는 근육과 피부를 결합시키는 근막(fascia), 인대와 힘줄, 전신 피부의 진피, 대동맥의 벽, 연골, 뼈 등이 있다. 결합조직은 전신에 분포하며 말 그대로 인체를 지지하고 결합하는 역할을 한다.

교질을 주성분으로 한 관절이 마디이고 토이듯, 교질을 주성분으로 하는 온몸의 결합조직은 스스로의 개성은 낮추고 다른 조직이나 장기를 돕는 어머니의 역할을 한다. 모든 결합조직이 인체의 빈 곳을 채우는 보공(補空)이 되어 토의 역할을 담당하고 있다.

관절의 종류

요가를 하는 사람들이나 서커스 곡예사들을 지켜보면, 그들의 마디는 도대체 어떻게 생겼기에 저렇게까지 자유자재로 움직일 수 있을까 하는 호기심이 생긴다. 하지만 사실, 그들도 일반인과 별반 다를 바 없이 몇 가지 종류의 마디를 가지고 있을 따름이다.

신의 작품인 인간의 마디를 인간이 흉내 내어 각종 도구로 실생활에 응용하고 있으므로, 거꾸로 인간이 응용한 도구로써 신의 작품인 인간의 마디를 설명하고 이해해보도록 하자.

먼저 구와관절(ball-and-socket joint)이다. 구와(球窩)라는 표현보다는 '공과 공이 들어가는 구멍'이라는 영어식 표현이 훨씬 쉽게 다가올 것이다. 구와관절은 거의 모든 방향으로 자유롭게 움직일 수 있는 마디로, 엉덩이관절에서 볼 수 있다. 태권도의 화려한 돌려차기나 발레의 다리 동작을 관찰해보면 구와관절의 광범위한 동작 범위를 짐작할 수 있다.

경첩관절(hinge joint)은 문짝을 문틀에 붙이기 위해 쇠로 만든 경첩처럼 한 방향으로만 운동이 가능한 관절이다. 무릎관절과 팔꿈치관절이 대표적인 예로서, 무릎관절은 인체에서 가장 크고 무거운 관절이다.

무릎관절은 인간이 직립한 이래로 네발짐승에 비해 훨씬 많은 체중 부하를 받게 되었고 그 구조도 다소 불안정하다. 물론 튼튼한

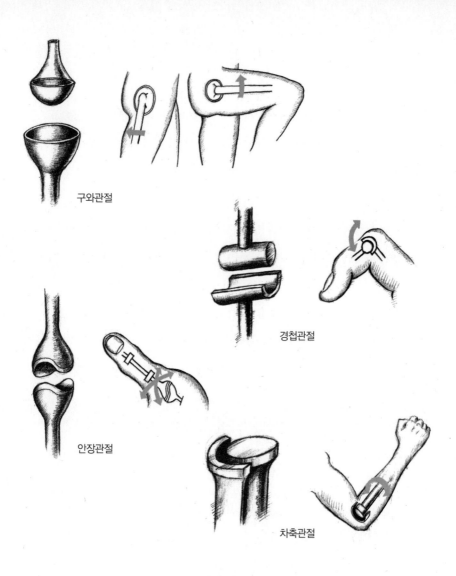

구와관절

경첩관절

안장관절

차축관절

관절의 종류

신의 작품인 인간의 마디를 인간이 흉내 내어 각종 도구로 실생활에
응용하고 있으므로, 거꾸로 인간이 응용한 도구로써 신의 작품인
인간의 마디를 설명하고 이해할 수 있다.

먹으면서 고치는 관절염

건(腱)과 인대들로 묶여 있고 단단한 슬개골(膝蓋骨)로 보호받지만 퇴행성 변화에는 가장 취약할 수밖에 없다. 다시 네발로 걷기 싫으면 평소 무릎을 튼튼하게 만들고 잘 보호하는 것이 최상책이다.

그 외 말의 안장처럼 생겼다고 해서 안장관절(saddle joint), 좌우와 앞뒤의 운동만 가능한 평면관절(plane joint), 축을 중심으로 제한된 회전운동을 하는 차축관절(pivot joint) 등이 있다.

마디는 인체의 역동적인 움직임을 수행하기 위해 각각의 관절 부위에 따라 오묘하고 놀라운 결합을 이루고 있다. 역학적으로 완벽한 각 마디의 결합은 〈백조의 호수〉에서 춤추는 발레리나의 아름다운 몸짓, 평행봉에서 시연하는 체조 선수의 힘찬 동작을 가능하게 한다.

지식과 지혜

지금으로부터 약 2,500년 전, 소크라테스(BC 469~BC 399)는 "나는 아무것도 모르고 있다는 것을 안다."고 하며 '이미 알고 있는 것은 진리를 발견하는 데 가장 큰 장애물'이라 보았다. 철학이 융성하던 당대 아테네의 잘나고도 잘난 수많은 지식인들은 소크라테스의 견해를 받아들일 수 없었고, 결국 공개적인 재판을 통해 소크라테스에게 죽음의 독배(毒杯)가 내려졌다.

우리는 고등학교 때까지 서양과학적인 추론 방법(scientific reasoning)으로 세상을 인식하는 방법을 배우다가 대학의 한의과에 입문하면서 2,000년 전 한(漢)나라 시대의 의철학(醫哲學)체계를 받아들여야 하는 어려움을 겪었다.

이는 소크라테스가 "진리로 나아가기 위해 지식의 옷을 벗어 던져

먹으면서 고치는 관절염

라!"고 했을 때 아테네 지식인들이 경험했을 공황(恐慌)과 다름이 없었을 것이다. 안경을 낀 탓에 그나마 잘 살아가던 지독한 근시(近視)가 안경을 벗고 맨눈으로 세상을 바라보아야 했던 것과 같았다. 게다가 서양의학과 한의학을 동시에 공부해야 하니, 안경을 썼다 벗었다 헷갈리기 이를 데 없는 노릇이었다.

그러나 이러한 상황은 결코 부정적이지만은 않다. 오히려 잘 이용하면 기존 인식의 틀을 깨는 문이 열릴 수 있기 때문이다. 두 개의 언어를 동시에 사용하는 바이링규얼(bilingual)은 각각 언어의 시각에 따라 인식하므로 사물에 대해 보다 깊은 이해를 가지고 살아갈 수 있다고 한다. 이처럼 한의학도는 지식(知識)에 더한 지혜(智慧)로 나아가야 한다.

오늘날 서양의학은 인체에 대한 해석 방법이 거칠기는 하지만, 면밀한 과학적 추론 방법에 의해 수정되고 수정되면서 약 200년이란 짧은 역사 만에 세계를 주도하는 의학으로 변모했음도 간과할 수 없는 사실이다. *

명실상부하게 19세기 초를 기점으로 서양의학의 방향은 일대 전환을 맞게 된다. 현대 서양의학이 태동한 것이다. 즉, 새로운 질병의 분류체계에 의해 몸과 질병에 대한 인식은 과학적 정복의 대상으로

---

* "서양의사들은 19세기 초에 처음으로, 질병을 해부학적 병변과 연관짓기 시작했고, 이에 따라 완전히 새로운 질병의 분류체계가 확립되었다." 헨릭울프 등, 『의학철학』 도서출판 아르케, 1999.

바뀌게 되었다. 이로써 서양의학의 정체성은 몸과 질병을 '다스리는' 입장이 아니라 손을 봐서 '고쳐야 하는' 입장으로 굳어지게 된다. 현대의 서양의학은 그러한 과정의 결과로 오늘날의 모습을 지니게 되었다. 즉, 한의학은 몸을 '다스리고', 서양의학은 몸을 '고친다'.

하지만 대부분의 환자들은 서양의학이든 한의학이든 관심이 없고, 너무나 당연한 이야기이지만 어떤 의학을 통해서건 병만 나으면 된다고 생각한다. 그러므로 한의학적 추론 방법을 이용해 '있는 그대로'를 보는 자연주의적 직관을 키운 다음 서양의학의 지식을 잘 활용한다면, 질병 치료에 있어서 서양의학적 지식은 우리의 장애물이 아니라 진리(질병의 치료라는 '善')로 나아가는 데 훌륭한 길잡이가 될 것이다.

물론 '길 없는 길'인 한의학이 어려워 서양의학의 패러다임에만 빠져버린다면, 지식의 구렁텅이에 빠진 아테네의 지식인들처럼 한의학의 지혜로 나아갈 수 없음도 주의해야 한다.

먹으면서 고치는 관절염

2장 퇴행성관절염의 이해

우리가 한의학을 선택하며 가질 수 있는 가장 큰 즐거움 중의 하나는 산과 들로 다니며 약초를 공부하는 일이다. 공부란 책으로 하는 '책상머리 공부'가 있고, 자연 속에 살아 있는 약초를 직접 보고 느끼는 '살아 있는 공부'가 있다. 이 중 후자도 한의학에서는 몹시 중요한데, 봄에는 싹을 올리고 여름에는 꽃이 피며 가을·겨울에는 어떻게 시들면서 뿌리로 생명력을 갈무리하는가, 혹은 약초들이 어떤 환경에서 어떻게 자라는가 하는 이해가 선행되어야만 그 약의 본성을 제대로 파악하고 환자에게 투약할 수 있기 때문이다.

처음 입문한 한의학도가 산과 들을 거닐며 약초를 배울 당시 깜짝 놀라게 되는 사실은 무심코 보며 지나쳤던 이름 모를 대부분의 풀들이 한의학의 상용약(常用藥)으로 사용된다는 데 있다. 선배로부터 "이 풀이 우슬(牛膝)이다."라고 배우고 나면 다른 풀들 사이에 잡초처럼 아무렇지도 않게 숨어 있던 우슬이 여기서도 저기서도 제 모습을 드러낸다. 보면서도 보지 못하던 눈 뜬 봉사가 '아' 하며 눈이 트이는 순간이다.

우리나라 시인들이 가장 좋아하는 김춘수의 '꽃'이라는 시에 나오는 시구처럼, 우리가 '우슬'의 이름을 불러주기 전에 '우슬'은 이름 모를 잡초들과 함께 바람에 흔들리는 단지 하나의 몸짓에 지나지 않았다. 그러다 우리가 '우슬'의 이름을 불러주었을 때 비로소 우슬은 우리에게 다가와 꽃이 되고 약이 되었다.

왕양명(王陽明)*도 이와 유사한 이야기를 한 바 있다. 어떤 이가 바위 위에 핀 꽃을 보고 "저 꽃은 스스로 피고 스스로 떨어지니 우리 마음과 무슨 상관이 있다는 말인가." 하고 질문했을 때, 왕양명은 "당신이 이 꽃을 보지 못했을 때 이 꽃은 당신의 마음과 함께 고요했다. 그러나 당신이 와서 이 꽃을 보았을 때 이 꽃은 빛깔이 분명하게 되었다. 이로써 이 꽃이 당신의 마음 외에 있는 것이 아니라는 것을 알 수 있다."고 답했다고 한다.

우슬이 한번 눈에 익혀지고 나면 산에도 들에도, 우리가 사는 아파트의 정원에도 우슬은 '나 여기 있어요.' 하며 말을 건넬지 모른

---

*명대(明代)의 철학가 왕양명은 1529년 11월 29일 졸(卒)하는데, 공교롭게도 우리나라 시인 김춘수도 2004년 11월 29일이라는 같은 날에 돌아가셨다.

먹으면서 고치는 관절염

다. 아무런 의미 없이 피고 지던 우슬이 한의학도에게 다가와 꽃이
되는 순간이다.

생명의 물을 담고 있는 교질

우리가 퇴행성관설염을 이해하기 위해 불러주고 인식해야 할 이름
은 바로 '교질(膠質)'이다. 우슬이 산에도 들에도 아파트 정원에도
피어 있듯이, 교질은 우리 몸 여기저기 결합조직을 구성하는 대표적
인 재료라고 앞서 설명한 바 있다.

교질은 경질(硬質)의 단백질로서 전신의 결합조직(connective
tissue)에 광범위하게 분포되어 있다. 특히 관절을 구성하는 인대
(ligament), 힘줄(tendon)은 치밀한 교원섬유로서 거의 대부분 교질
로 구성되어 있다. 이는 관절을 튼튼하게 만들어 퇴행성관절염을 고
친다는 우리의 입장에서 가장 먼저 주목해야 할 사실이다.

교질은 인대와 힘줄뿐만 아니라 연골, 피부, 뼈 등 여기저기의 각
종 결합조직에 존재한다. 자세히 살펴보면 피부가 주름지거나 뼈
가 약해지는 등, 나이가 들면서 퇴행성 변화를 일으키는 모든 조직
이 교질과 관계있다고 볼 수 있다. 즉, 관절의 질환 중 나이가 들면
서 생기는 퇴행성 변화는 바로 교질의 문제인 것이다.

그러므로 퇴행성관절염을 살핌에 있어서 제일 먼저 관심을 두어
야 하는 것이 교질이다. 어떻게 하면 손상되고 줄어든 교질을 회복
시킬 것인가를 연구해야 하고, 교질이 가지고 있는 생명의 본성을

알아내어 부족해진 교질을 보강하는 방법을 밝혀내야 한다.

빌 클린턴이 대통령 선거에서 내세운 한마디는
"문제는 경제야, 이 멍청아!(It's economy, stupid!)"였다.
우리가 퇴행성관절염에 대해 내세우고 싶은 한마디는
"문제는 교질이야, 이 멍청아!"이다.

사실, 관절뿐 아니라 교질이 존재하는 인체 모든 부위의 교질 상
태에 따라 그 사람의 육체적 퇴행 정도를 알 수 있다.

뼈를 예로 들어보자. 뼈는 교질인 유기물질과 인산, 칼슘 등의 무
기물질로 구성되어 있고, 이 두 가지 성분은 무기질 결정과 교질의
섬유가 뭉쳐진 형태로 단단하게 결합되어 있다. 유기물과 무기물이
반죽되어 굳어 있는 모습이다. 건축물에 비유한다면 칼슘과 같은
무기물은 콘크리트와 같아서 뼈의 압축력(壓縮力)을 강화시키고 무
거운 하중을 견디게 하며, 교질은 철근과 같아서 뼈의 탄성과 장력
을 높여준다.

골다공증은 환자의 뼈가 바람 든 무처럼 구멍이 생기고 약해진 상
태로, 골밀도가 현저히 줄어든 경우를 말한다. 골다공증이 오면 제
일 먼저 주의해야 하는 것이 골절이다. 골다공증이 생기면 의사들
은 일반적으로 칼슘을 충분히 섭취하라고 말한다. 하지만 교질에
대한 언급 없이 칼슘만 강조하는 것은 철근과 콘크리트가 다 부식
한 낡은 건축물에 철근은 내버려둔 채 콘크리트만 덧바르는 꼴과

다를 바 없다.

건축물이 오래되면 철근이 부식되고 가늘어져서 건축물의 탄성이 떨어지는데, 이렇게 되면 외부의 작은 압력에도 쉽게 무너진다. 이러한 상황을 제대로 파악하지 못하여 탄성이 떨어진 철근은 보강하지 않고 콘크리트만 덧바른다면 건축물은 튼튼해질 수 없다. 마찬가지로 칼슘을 섭취하더라도 칼슘이라는 무기질을 얽어맬 수 있는 교질이 있어야만 한다. *

교질은 '생명의 물'을 저장하는 섬유상 단백질이다. 쉽게 말하자면 교질 자체가 '생명의 물'이다. 인체는 이 '생명의 물'을 얼마나 가질 수 있는가에 따라 퇴행의 정도가 결정된다. 아기가 '생명의 물'을 가장 많이 가지고 있고 점차 나이가 들면서 '생명의 물'은 줄어드는데, 줄어드는 정도에 따라 노화(老化)나 퇴행(退行)이 결정된다.

뼈의 성분에 대해 좀 더 생각해보자. 뼈는 수분이 약 22%, 유기물이 약 27%, 그리고 칼슘·인산 등 무기물이 약 51% 정도의 비율로 구성되어 있다. 그러므로 단단해 보이는 뼈의 실상은 수분을 함유한 유기물인 교질이 무기물을 밀가루 반죽처럼 잘 섞어서 껴안고 있

---

*분명 칼슘의 섭취와 흡수는 다른 문제이다. 칼슘을 많이 섭취한다고 모두 흡수되는 것은 아니기 때문이다. 세계적으로 유제품을 가장 많이 소비하는 나라가 핀란드, 스웨덴, 미국, 영국 순인데, 그 순서대로 골다공증이 많이 발생하고 있다는 것은 이러한 문제를 명확하게 인식하게 만든다. 육식이나 유제품을 주식으로 하는 서양인이 동양인의 2배에 달하는 칼슘 섭취를 하고 있지만, 골다공증으로 인한 노인의 골절률은 오히려 서양인이 동양인보다 2배 정도 높다는 사실도 이를 반증한다.

는 모습이다.

대략적으로 말하자면 적당한 수분을 갖춘 섬유상 교질이 칼슘을 흡착하고 있는 상황이라 할 수 있다. 뼈는 유기물과 무기물의 이러한 적절한 배합에 의해 만들어진 것으로, 만약 유기물인 교질이 부족하거나 무기물인 칼슘이 부족하다면 각각의 역할을 제대로 할 수 없게 된다.

뼈는 보통 자기 체중의 약 18% 정도이다. 그러니까 체중이 약 70kg이라면 뼈의 총 무게는 약 13kg 정도밖에 되지 않는다. 그럼에도 불구하고 자기 체중보다 훨씬 무거운 압력도 견디고 잘 부러지지 않는 탄성을 지니고 있다. 칼슘은 콘크리트가 되어 무거운 하중을 견디고 교질은 철근이 되어 뼈의 탄성을 높이고 있다.

앞에서도 이야기했지만. 여기서 눈여겨봐야 할 점은 다름 아닌 바로 '교질'이다. 뼈의 건강에 있어서 칼슘의 중요성은 귀가 아프도록 들어서 모두들 잘 알고 있다. 그렇지만 정작 중요한 교질에 대해서는 잘 알지 못한다.

교질과 칼슘의 관계는 다양한 비유로 시각화할 수 있다. 오래된 주택, 밀면 무너질 것 같은 담벼락의 부식된 모습을 상상해보자. 담벼락은 길게 금이 가 있고, 성긴 모래알갱이마저 거칠게 드러나 있다. 교질이 빠진 뼈의 모습이 그러한 형국이다.

그동안 칼슘이 빠진 뼈의 모습만 보고 골다공증을 걱정하며 칼슘 보충에 관심을 기울여왔다. 그러나 교질은 무시하고 섭취한 칼슘은 물이 없는 시멘트와 모래와 매한가지이다. 모래와 시멘트가 물을 섞어야 단단하게 굳듯이, 골다공증을 예방하기 위해서는 칼슘의 섭취 이전에 교질을 먼저 채워주는 것이 올바르다.

관절을 이루는 연조직에 있어서 교질은 더욱 중요하다. 관절을 강하게 감싸고 지탱하는 인대와 힘줄은 섬유결합조직으로, 그 성분 자체가 모두 교질이기 때문이다.

퇴행성관절염에서 관심을 가셔야 할 관절 주변의 연조직과 연골, 뼈 등의 성분은 대부분 교질로 구성되어 있다. 연조직과 연골과 뼈를 튼튼하게 하여 퇴행성관절염을 치료한다면 당연히 교질의 보충이 급선무이다. 일반적으로 뼈의 실질이 약해지는 골다공증도 퇴행성관절염과 동시에 나타나게 되므로, 골다공증 역시 칼슘만이 아니라 바로 교질, '생명의 물'을 담고 있는 교질에 관심을 기울여야 한다.

퇴행성관절염의 원인

퇴행성관절염은 전체 환자 중 98%가 45세 이상일 정도로, 노화 *가 주원인이라 밝혀져 있다. 이렇듯 나이가 든다는 것은 한의학적으로는 진액(津液)이 말라가는 과정으로 볼 수 있다. 가을에 잎이 말라 떨어지듯, 젊어서 탱탱했던 피부에 주름이 생기고 유연했던 관절이 뻣뻣해지는 것이다.

＊몸은 단지 약해져 있을 뿐이다. 늙었다는 생각이 진정한 노화이다. 125세 이전의 신체적 이상은 약화(弱化)이지 노화가 아니다. 그러므로 나이 들어 어른 대접받는 것을 포기하는 것이 건강해지는 지름길이다. 그러므로 지하철이나 버스의 '노약자석'은 '병약자석'으로 바뀌어야 한다.

『동의보감』에서는 진액이 마르게 되는 현상을 "나이가 들면서 정과 혈이 마르게 된다(年老 精血俱耗)."라고 적절히 표현하고 있다. 흔히 힘든 일을 하고 "진(津)이 빠진다."라고 말하는 것은 이러한 맥락상 표현이다. 보다 구체적으로 말하자면 '교질'의 감소로 인해 '생명의 물'이 줄어들고 약해지는 것이다.

그래서 앞으로 퇴행성관절염의 원인을 '노화(老化)'라 부르지 않고 '약화(弱化)'라 표현하고자 한다. 퇴행성관절염의 주원인이 노화라는 고정관념에서 벗어나 약화 때문이라는 것을 깨닫게 되는 순간, 퇴행성관절염의 극복은 훨씬 긍정적으로 전환하게 될 것이다. (약화에 대한 개념은 2부 '퇴행성관절염 다스리기'에서 재언급하기로 하겠다)

언젠가 우리나라 나이로 80세, 만으로 79세인 할아버지가 진찰을 받으러 오셨다. 진료실로 들어서시는 순간, 진료부의 생년월일과 할아버지를 번갈아보면서 진료부가 자칫 바뀐 것은 아닐까 하는 의구심이 일었다. 그 어른은 많이 보아도 60대 초반으로밖에 보이지 않을 만큼 정정했기 때문이다.

인쇄업을 하신다는 그 어른은 활기찬 노년을 보내고 계셨는데, 매일 사무실에 출근하고 젊은이들과 똑같이 일하며 퇴근 후 소주도 한잔씩 하신다고 했다. 진찰 결과 과로로 인해 조금 피로한 것 외에는 건강상 별다른 이상 징후도 없었다. 진료를 마치고 일어나며 그 어른이 하시는 말씀인 즉, "요즈음 정력이 예전 같지 않으니 그것도 좀 신경 써주시오."였다.

먹으면서 고치는 관절염

전체 인구의 12%가 퇴행성관절염을 앓고 있는 것으로 추정되고, 60세 이상에서는 40~60%이며 특히 75세 이상에서는 80% 이상이 퇴행성의 방사선 소견을 보이는 것으로 통계상 밝혀졌다.

직업별로 다르기야 하겠지만 대체로 5, 60대면 정년기로 여긴다. 그런데 앞서 밝힌 통계에 따르면 50세가 넘으면서 퇴행성관절염도 점차 늘어나는 추세임을 알 수 있다. 나이가 들어 실업자 되는 것도 억울한데 몸까지 비실거리다니 가만두고 볼 일이 아니다. 우리 진료실을 찾은 80세의 씩씩한 노인 청년도 있지 않은가. 약해진 것일 뿐, 나이가 들었다고 생긴 노화만은 아님을 명심해야 한다.

게다가 향후 평균 수명은 점점 길어져 자칫 잘못 관리하면 정년후 수십 년을 실업자로 살아야 한다. 조만간 나이 든 사람들도 일을 하는 세상으로 점차 바뀌리라 생각된다. 그렇게 되었을 때 제일먼저 극복해야 할 질병 중 하나가 퇴행성관절염이다. 그러므로 오늘부터라도 마음을 바꾸어 약해진 마디를 튼튼하게 만드는 일에 열중해야 한다.

그밖의 원인으로는 관절에 부담을 가중시키는 비만, 외상으로 인한 관절의 손상 그리고 특정한 작업을 무리하게 반복해서 하는 지나친 노동 등을 들 수 있다.

퇴행성관절염의 증상

뼈와 뼈 사이의 완충 역할을 담당하는 연골이 닳아 얇아지게 되면 염증이 생기고 통증이 발생하게 된다. 좀 더 진행되면 연골의 보호를 받지 못하는 뼈의 끝부분이 가시처럼 뾰족하게 자란다. 그 결과 통증에 의한 부자연스러운 움직임을 돕기 위해 윤활액이 많이 나와 관절이 붓게 된다. 즉, 관절의 약화에 의해 발생한 기능 저하를 보상하기 위해 증가된 윤활액과 염증물질 등으로 염증, 통증, 관절의 종창 등이 갈수록 심해지게 된다.

한의학적으로 보면, 나이가 들면서 관절이 약해지고 관절을 움직이게 하는 진액이 줄어들면서 진액의 빈자리에 노폐물인 담음(痰飮)이 들어차서 발생하는 것이 퇴행성관절염이다. 『동의보감』에서는 "담음의 증상으로는 팔다리가 두루 아프고(留飮之證四肢歷節風), 오래되면 관절이 어긋나게 된다(久則令人骨節蹉跌)."고 설명하고 있다. 원래 퇴행성관절염은 연골이 닳아서 생기는 비염증성 관절염이지만, 연골이 심하게 닳아 뼈와 뼈가 부딪히면서 염증이 동반되면 극심한 통증이 유발되고 관절을 움직이는 것조차 힘들어지게 된다.

퇴행성관절염은 손의 관절을 제외하고는 주로 비대칭적으로 발생하며 무릎관절, 엉덩이관절, 손가락관절, 허리관절, 목관절 등에 잘 발생한다. 그 외의 부위는 외상이 있거나 직업적으로 많이 사용하는 경우에 발생할 수 있다.

발병은 일반적으로 서서히 나타나는데, 초기에는 관절이 뻣뻣하

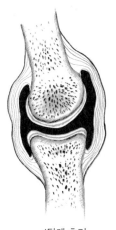 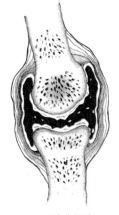 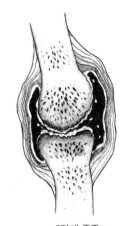

| 1단계 초기 | 2단계 중간 | 3단계 중증 |

퇴행성관절염의 진행 과정

한의학적으로 보면, 나이가 들면서 관절이 약해지고
관절을 움직이게 하는 진액이 줄어들면서 진액의 빈자리에
노폐물인 담음(痰飮)이 들어차서 발생하는 것이 퇴행성관절염이다.

다고 호소하다가 점차적으로 통증이 나타나곤 한다. 이 통증은 활동을 하면 악화되고 쉬면 호전되는데, 특히 하루 일과가 끝날 즈음혹은 한밤중에 심해져서 수면을 방해할 수도 있다. 또한 춥고 습기가 많은 날씨에 악화되기도 한다. 더 진행되면 체중의 부하를 많이받는 부위를 중심으로 운동장애와 관절의 변형이 초래되고 운동 시'삐걱' 하는 소리가 나기도 한다.

인간이 만물의 영장이 될 수 있었던 것은 직립(直立)을 하면서부터 다음은 퇴행성관절염을 자가진단할 수 있는 항목들이다.

해당되는 항목 오른쪽 난에 체크해보자.

증 상	체크
처음 걷기 시작할 때 무릎이 아프다가 조금 걷다 보면 통증이 줄어든다.	
무릎을 움직일 때 소리가 난다.	
계단을 오르내릴 때 무릎이 아프다.	
무릎이 잘 구부러지지 않는다.	
무릎이 가끔 붓는다.	
앉았다가 일어설 때 무릎이 아프다.	
차렷 자세로 서면 무릎과 무릎 사이에 주먹 하나 이상 벌어진다.	
많이 걸은 후 무릎 통증이 2~3일 간 지속된다.	
관절이 붓고 아프며 뼈가 튀어나온 듯하다.	
아침에 관절이 뻣뻣하다. 하지만 5분 정도 지나면 풀어진다.	
손가락 끝마디가 아프고 옆으로 틀어진다.	
오래 앉았다가 일어나거나 걷기 시작할 때 엉덩이관절이 아프다.	
날씨가 춥거나 저기압일 때 팔다리가 쑤신다.	

체크 하나 : 향후 퇴행성관절염으로 진행될 수 있다.

체크 둘 ~ 다섯 : 초기 퇴행성관절염으로, 일상생활에서 관절을 보호할 수 있도록 노력해야 한다.

체크 여섯 이상 : 퇴행성관절염으로 진단할 수 있으며, 적극적인 치료가 요구된다.

[표 1-1] 퇴행성관절염의 자가진단

먹으면서 고치는 관절염

였다. 직립을 통해 네발짐승들이 흉내 낼 수 없는 많은 것들이 가능해졌지만, 무릎이 받아야 하는 과부하는 어쩔 수 없었다. 자연스럽게 걸을 때도 무릎관절이 받아야 하는 하중은 체중의 2배가 되고, 심지어 뛸 때는 4~5배나 된다. 성인 다섯 명 중에 한 명은 무릎연골이 닳기 시작하고 퇴행성관절염이 소리 없이 진행 중이라는 말이 과장은 아니다.

이처럼 퇴행성관절염은 무릎관절에서 잘 일어나는 것이 특징적이다. 하지만 [표 1-1]에 소개된 여러 증상은 무릎관절 외의 부위에도 해당된다. 이 예에 단 한 가지라도 해당된다면 퇴행성관절염이 진행 중이거나 퇴행성관절염으로 발전될 수 있다. 그러므로 자가진단을 통해 조금이라도 퇴행성관절염이 의심스럽다면 '다스리기'를 다룬 2부를 신중하게 읽기 바란다. 초기인 경우에는 운동과 교질이 풍부한 음식의 섭취만으로도 충분히 고칠 수 있으니까 말이다.

류마티스관절염과의 비교

퇴행성관절염과 더불어 많이 알려진 것이 류마티스관절염이다. 이두 관절염은 발병 과정이 완전히 다른 별개의 병이지만 쉽게 구별되지 않는 경우가 많다. 그 차이를 주의깊게 살펴보면, 관절을 많이 사용하여 뼈를 감싸고 있는 연골이 닳아 생기는 것이 퇴행성관절염이고, 정확한 기전은 밝혀져 있지 않지만 인체의 면역체계 이상에 의해 관절에 염증이 생기는 자가면역질환이 류마티스관절염이다.

퇴행성관절염	류마티스관절염
많이 사용한 특정 관절이 붓고 아프다.	여러 관절이 동시에 붓고 열이 난다.
부은 관절을 만지면 뼈가 튀어나온 것이 느껴진다.	부은 관절을 만지면 말랑말랑한 느낌이 든다.
관절 주변이 모두 아프다.	아픈 관절을 만지면 따끈따끈하고 주위가 발갛다.
주로 엉덩이관절, 무릎관절에 비대칭적으로 발생한다.	모든 관절에 발생할 수 있고 대칭적으로 발생한다.
손가락에서는 주로 손가락 끝마디를 침범한다.	손가락에서는 주로 손가락 가운데마디를 침범한다.
아침에 일어날 때 관절이 뻣뻣하지만 5분 정도 지나면 괜찮아진다. 운동한 뒤나 저녁 때 관절이 아프고, 휴식으로 통증이 완화되곤 한다.	기상 시 관절이 뻣뻣하고 풀리는 시간이 1시간 이상 걸린다. 식욕이 줄고 쉽게 피로해지며 체중이 줄어드는 등의 전신증상이 발생한다.

[표 1-2] 퇴행성관절염과 류마티스관절염의 비교

　퇴행성관절염은 비염증성 관절염이고 류마티스관절염은 염증성 관절염이라는 큰 차이가 있으며, 증상에 있어서도 [표 1-2]에서 보는 바와 같은 특징적인 차이가 존재한다.

　이처럼 퇴행성관절염과 류마티스관절염은 발병기전과 증상에 있어서 큰 차이를 갖고 있다. 하지만 퇴행성관절염이 많이 진행되면 심한 염증을 동반하게 되는데, 그러한 경우 류마티스관절염과 유사한 증상을 나타내게 되어 구별이 쉽지는 않다.

퇴행성관절염은 관절을 튼튼하게 만들어야 하므로 보법(補法)으로 치료하는 것이 당연하다. 그래서 교제(膠劑)의 투약은 탁월한 효과를 드러낸다. 하지만 류마티스관절염은 퇴행성관절염과 그 기전이 다르다. 물론 관절에 생긴 질병이라는 면에서는 동일하다. 그래서 관절 주변 연조직의 질병인 류마티스관절염도 관절을 튼튼하게 해주는 교제에다가, 풍한습(風寒濕)을 없애주는 사법(瀉法)을 결합하여 치료한다.

약화를 동반한 관절의 통증

관절에 이상이 생겼다는 것을 처음으로 감지하는 것은 통증 때문이다. 일시적인 통증도 있을 수 있고, 장기간 지속되거나 잊을 만하면 다시 반복되는 통증도 있다. 이러한 통증은 퇴행성관절염 외에도 다양한 관절질환에 의해 발생한다. 심하지 않은 경우에는 운동이나 교질이 풍부한 음식의 섭취만으로도 충분히 호전될 수 있다.

무릎

무릎관절은 인간이 직립보행을 하면서 네 발로 지탱해야 할 몸의 무게를 두 발로 지탱하고도 쓰러지지 않고 서 있을 수 있도록 균형을 잡아주는 역할을 한다. 무릎관절은 우리가 의식하지 못하는 순간에도 지속적으로 무리한 움직임을 하고 있는 셈이다. 따라서 무

릎은 나이가 들면 들수록 퇴행성 변화가 가장 잘 발생하는 부위이
다. 일어서려고 하면 무릎이 아프거나, 서 있을 때 무릎이 부들부들
떨리거나, 무릎을 굽히거나 펼 때 소리가 난다거나, 바르게 선 자세
에게 무릎 사이가 주먹 하나 이상 벌어진다거나, 계단을 내려갈 때
통증이 특히 심하다거나, 걷고 난 후 생긴 통증이 2~3일 이상 지속
되는 등의 증상이 있으면 무릎의 퇴행성 변화를 의심해볼 수 있다.

무릎은 나이가 들면 들수록 퇴행성 변화가 잘 생기는 부위이기 때
문에 퇴행성 슬관절염에 의한 통증이 가장 많이 발생한다. 퇴행성
슬관절염은 무릎을 움직이기 시작할 때 통증이 왔다가 조금 걷다
보면 진정되는 경우가 많다. 이는 지속적인 움직임을 통해 혈류량이
증가되기 때문인데, 마치 기계가 작동하면서 스스로 기름을 치는
것에 비유할 수 있다. 또 움직이는 동안 통증을 피하려는 몸의 무의
식적인 반응에 의해 저절로 손상이 적은 연골을 사용하여 걷기 때문
이기도 하다.

그 외에 과격한 운동이나 외상에 의해서 무릎에 있는 반월상연골
에 균열이 발생하는 반월상연골손상, 강한 충격이나 과도한 관절의
회전으로 발생하는 무릎인대손상, 젊은 여성에게 많이 발생하는 슬
개골연골연화증, 무릎관절에 있는 점액낭에 염증이 생기는 점액낭
염 등이 무릎관절에 통증을 일으키는 대표적 질환이다.

20세 전후의 젊은 여성에게 흔히 발생하는 슬개골연골연화증은
관절 연골의 손상에 의한 질환이다. 심한 경우 연골의 표면이 게살
처럼 일어나서 통증이 무척 심하다. 교질에서 '생명의 물'이 빠져나

가 거칠고 마른 섬유질만 남은 형세이기 때문이다. 그 원인으로는 외상이나 과다한 운동에 따른 관절손상, 관절연골의 장애, 그리고 선천적인 관절변형 등을 꼽을 수 있다.

증상은 주로 층계를 오를 때 통증이 심하고 무릎을 구부리면 통증이 심해지다가도 펴면 가라앉는 양상을 보인다. 그러므로 쪼그려 앉거나 등산, 계단 오르기 등 무릎에 무리를 주는 운동은 삼가야 한다. 그러나 나이가 젊을수록 운동을 통해 회복하는 것이 좋은데, 2부 2장 '운동으로 마디를 튼튼하게'를 참고하여 지속적으로 무릎을 강화하려는 노력이 필요하다.

한편, 무릎관절에는 정구공처럼 말랑거리는 10여 개의 점액낭이 있는데, 이곳에 염증이 생기는 것을 '점액낭염'이라고 한다. 감염에 의한 경우도 있으나 무릎을 꿇고 일하는 사람에게 많이 생긴다. 주로 무릎관절 전면의 점액낭에 물이 고여서 통증이 발생하게 된다.

엉덩이와 발

엉덩이관절은 야구공이 포수의 글러브에 쏙 들어가듯 볼과 소켓 모양으로 맞물린 관절로서, 체중을 지탱하고 그 무게를 둘로 나누어 양다리에 분산시키는 역할을 한다. 체중이 주는 힘의 방향을 바꾸는 과정에서 힘을 비스듬하게 받게 되는 부위가 생기기 때문에 구조적으로 불안정하며, 일생 동안 많은 힘을 견뎌내야 하는 곳이어서 역시 세월이 흐르며 약해지면 퇴행성 변화가 잘 발생하는 부위이다. 오래 앉아 있다가 일어설 때, 또는 걷기 시작할 때, 통증이 느껴

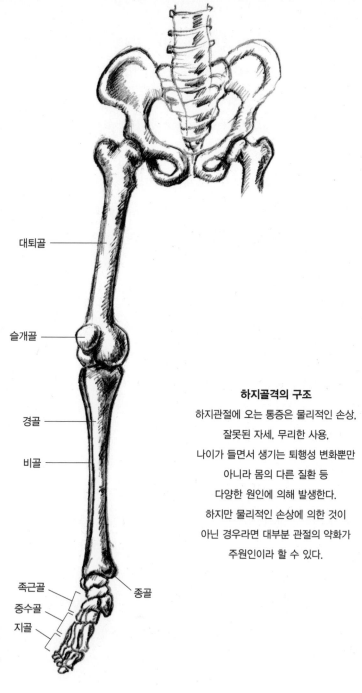

대퇴골

슬개골

경골

비골

족근골
중수골
지골

종골

하지골격의 구조

하지관절에 오는 통증은 물리적인 손상,
잘못된 자세, 무리한 사용,
나이가 들면서 생기는 퇴행성 변화뿐만
아니라 몸의 다른 질환 등
다양한 원인에 의해 발생한다.
하지만 물리적인 손상에 의한 것이
아닌 경우라면 대부분 관절의 약화가
주원인이라 할 수 있다.

먹으면서 고치는 관절염

지다가도 어느 정도 걸으면 통증이 사라지거나, 찬 곳에 있거나 날씨가 추울 때 통증이 심해지면 엉덩이관절의 퇴행성 변화를 의심해볼 수 있다. 중년 이후 엉치뼈에 약간의 통증이 느껴지면서 대퇴골 윗부분에 부자연스러운 느낌이 들면 이 질환을 의심해볼 수 있다.

발에 류마티스관절염이 발생하게 되면 엄지발가락이 바깥쪽으로 향하는 등의 발가락 변형이 발생할 수 있으며, 발바닥에 굳은살이 생기면서 신발을 신기 어려울 정도로 통증을 느끼게 되고 심하면 걷는 것이 어려울 수 있다. 더욱 증상이 심해지면 발목이 틀어지거나 평발이 되기도 한다.

또, 아침에 일어나 첫걸음을 뗄 때나 앉았다 일어나서 걸을 때 발뒤꿈치가 몹시 아프면 족저근막염을 의심해볼 수 있다. 족저근막이란 발바닥에 있는 끈처럼 얇고 긴 막으로서, 발의 아치 형태를 유지하고 발에 탄력을 주는 중요한 조직이다. 족저근막염은 마라톤과 같은 운동을 과도하게 하거나 오래 서서 일하는 사람, 평발 혹은 과체중인 사람에게 주로 발생한다. 노인들의 경우라면 발꿈치 밑에 충격을 흡수하는 완충조직이 얇아져서 통증을 느끼는 수도 있다.

이상과 같은 하지관절의 통증들은 물리적인 손상, 잘못된 자세, 무리한 사용, 나이가 들면서 생기는 퇴행성 변화뿐만 아니라 몸의 다른 질환 등 다양한 원인에 의해 발생한다. 하지만 물리적인 손상에 의한 것이 아닌 경우라면 대부분 관절의 약화가 주원인이라 할 수 있다.

관절이 약화되는 이유도 여러 가지가 있겠으나, 나이가 들면서 관절의 유연성을 유지해주는 진액이 부족해지는 것이 가장 큰 요인이다. 어린아이는 탱탱한 피부와 검은 머리카락 그리고 유연하고 탄력이 넘치는 관절을 갖고 있다. 그러나 나이가 들면 '생명의 물'인 진액이 점차 줄어들고 관절뿐만 아니라 온몸이 건조해진다. 피부의 진액이 빠지면 얼굴에 주름이 생기고, 신수(腎水)가 머리까지 올라오지 못하면 머리가 하얗게 변한다. 관절 역시 진액이 말라 뻣뻣해지며, 관절에 발생하는 질환의 양상 또한 젊은 사람들과는 차이가 난다. 가을이 되면 잎에 물기가 빠져 시드는 것과 동일한 자연 현상이다.

이러한 관절의 약화에는 관절을 튼튼하게 하는 운동과 진액(교질의 음식과 교제)을 보충하는 것이 최선의 방법이다.

어깨와 팔, 그리고 손

어깨는 굽혔다 폈다 하는 단순한 운동을 하는 여타의 관절과는 달리, 다양한 움직임을 구사하는 운동 범위가 넓은 관절이다. 이렇듯 많은 운동성이 부여된 만큼 복잡한 구조로 이루어져 있다.

먼저 어깨관절에 흔히 발생하는 통증질환으로는 가장 대표적이라 할 오십견을 비롯하여, 어깨를 지나는 신경과 혈관이 압박받아 발생하는 흉곽출구증후군, 어깨 주변의 근육이 손상되어 발생하는 회전근개손상, 그리고 컴퓨터를 장시간 사용해서 생기는 VDT(Visual Display Terminals) 증후군 등이 있다.

중년 이후에 특별한 원인 없이 어깨가 굳으면서 아픈 것을 흔히

'오십견'이라 부른다. 달리 '유착성관절낭염'이라고도 부른다. 이는 어깨관절을 감싸고 있는 관절낭에 염증이 생겨 통증이 나타나고, 탄력을 잃어 섬유화된 관절낭이 뼈에 달라붙어 관절의 운동 범위를 제한하게 되면서 나타나는 질환이다. 오십견은 얼음이 언 것처럼 자유롭게 움직이지 못하기 때문에 '동결견(frozen shoulder)'이라고도 한다.

오십견의 발병 원인은 분명히 밝혀지진 않았지만, 주로 나이가 들면서 약화된 퇴행성 변화로 보고 있다. 팔을 올리거나 뒤로 돌릴 때 통증이 심해지므로 어깨를 잘 사용하지 않게 되는데, 그러한 경우 관절의 운동 범위를 더욱 감소시키는 결과를 낳게 된다. 물론 통증이 심할 때는 운동을 삼가야 하며, 무리한 움직임 역시 증상을 심하게 할 수 있으므로 가벼운 운동부터 시작하는 게 좋다.

이러한 오십견과 혼동하기 쉬운 질환으로 '흉곽출구증후군'이란 것이 있다. 말 그대로 흉곽의 출구에서 혈관과 신경이 압박받아 팔, 손, 어깨 등에 통증이 생기고 저린 느낌이 드는 것이다. 어깨를 모으는 꾸부정한 자세나 장시간 팔을 올리고 작업하는 등의 생활 습관이 원인이 될 수 있으므로 바른 자세를 갖도록 유의해야 한다.

회전근개란 어깨관절의 안정성을 유지해주는 어깨 주변의 네 근육을 의미하며, 이들 근육의 약화로 인한 퇴행성 변화나 지나친 운동 등으로 인한 과다 사용, 사고로 인한 급성 파열 등의 이유로 손상된 것을 '회전근개손상'이라 한다. 어깨를 들 수 없을 정도로 심하게 아프고 관절의 운동 범위가 좁아지며 근력이 약해지는 증상

등이 나타난다.

'VDT 증후군'은 모니터 앞에서 오래 일하여 발생하게 되는 증상을 총칭한다. 초기 증세로는 어깨가 항상 무거운 느낌이 지속되다가 통증이 나타나고, 만져보면 대개 단단한 느낌이 들면서 압통이 나타난다. VDT 증후군은 통증 악화와 회복을 반복하는 질환으로 평상시 관리가 매우 중요하다. 그 예방을 위해 가장 중요한 것은 휴식으로, 1시간 작업 후 10분 휴식을 지키는 것이 좋다.

어깨관절 이외에 잘 발생하는 상지관절의 통증으로는 테니스 엘보, 골프 엘보와 손목에 힘이 빠지는 수근관증후군 등이 있다.

'테니스 엘보'라고 알려진 외상과염은 팔꿈치관절에 생기는 가장 흔한 질환으로 바깥쪽 팔꿈치의 끝에 붙어 있는 힘줄에 무리하게 힘이 가해져 생긴 염증을 말한다. 테니스를 칠 때 받은 충격이 팔꿈치에 전해져 염증을 잘 일으키므로 '테니스 엘보'라고 불린다. 이 질환은 테니스뿐만 아니라, 가정주부가 행주나 걸레를 짜는 동작을 반복적으로 하다 보면 생길 수도 있다. 즉, 걸레를 짜다가 다쳐도 테니스 엘보라고 한다.

'골프 엘보'라고 알려진 내상과염은 테니스 엘보와 마찬가지로 근육의 끝 안쪽 팔꿈치에 붙어 있는 힘줄에 염증이 생겨 통증을 유발하는 질환이다. 골프 스윙 연습을 많이 하다 보면 오른손잡이일 경우 왼쪽 팔꿈치에 발생할 수 있고, 뒤땅을 친다거나 미스샷을 하게 되면 오른쪽 팔꿈치에 증상이 발생할 수 있다.

어느 날 갑자기 손목에 힘이 빠지면서 무감각하게 되고 손을 꽉

먹으면서 고치는 관절염

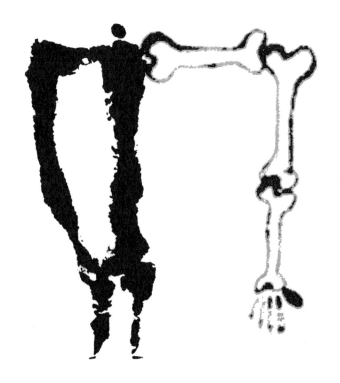

약화에 의한 상지관절의 통증

상지관절의 통증도 하지관절과 마찬가지로 물리적 손상에 의한 것이
아니라면 대부분 관절의 약화가 주원인이라 할 수 있다.

그런데 약해진 것은 강화시키면 된다. 그동안 노예처럼 부렸던 관절에게
미안한 마음을 느낀다면 개과천선하듯 새로운 마음으로 관절을 대해야 한다.

관절에 낀 먼지와 때를 제거하듯 규칙적인 운동을 해주고,
손상되고 부족해진 진액을 다시 채우기 위해 '생명의 물'이 가득한
음식과 약을 섭취하도록 하자.

쥐려고 할 때 타는 듯한 통증이 나타나다가도 주무르면 그 증상이 사라지곤 하는 경우가 있다. 이는 '수근관증후군'으로, 손목에서 손바닥으로 뻗어 있는 정중신경이 근육, 힘줄 등의 주변 조직에 눌리면서 발생하게 된다. 이 질환은 손목을 과다 사용하는 것이 주원인이며, 과거에 있었던 손목골절, 임신, 갑상선질환, 당뇨 등이 원인이 되어 발생하기도 한다.

손의 관절 중 특히 손가락은 인체에서 가장 많은 운동을 하는 부위로서, 일생 동안 2천만 번 이상을 구부리고 편다고 한다. 그러나 손가락은 아무리 피로가 쌓여도 즉각적인 통증을 나타내지 않는다. 이로 인하여 손가락의 관절은 나이가 들었을 때 피로의 누적으로 인한 증상이 많이 발현되는 부위이다.

이로써, 상지관절의 통증도 하지관절과 마찬가지로 물리적 손상에 의한 것이 아니라면 대부분 관절의 약화가 주원인이라 할 수 있다. 그런데 약해진 것은 강화시키면 된다. 그동안 노예처럼 부렸던 관절에게 미안한 마음을 느낀다면 개과천선하듯 새로운 마음으로 관절을 대해야 한다. 관절에 낀 먼지와 때를 제거하듯 규칙적인 운동을 해주고, 손상되고 부족해진 진액을 다시 채우기 위해 '생명의 물'이 가득한 음식과 약을 섭취하도록 하자. 교질의 음식을 섭취하고 교제를 보충하는 것이 최선의 방법임을 잊지 말아야 한다.

먹으면서 고치는 관절염

미끈함과 거침

어린 시절 미술시간, 소나무를 그릴 때 소나무 둥치를 그리는 방법은 간단하고 쉬웠다. 짙은 밤색으로 사각형, 오각형, 육각형으로 굵게 칠하면 그럴 듯한 소나무 둥치가 표현되었기 때문이다.

산에는 소나무 둥치처럼 거칠고 두꺼운 껍질을 가진 나무가 있는 반면, 생강나무 둥치처럼 매끈한 피부를 가진 나무도 만날 수 있다. 봄에 노란 꽃이 피는 생강나무는 꽃 모양이 산수유와 흡사하여 산수유나무로 오인하기 쉽다. 생강나무인지 산수유나무인지 구분하는 가장 쉬운 방법은 나무 둥치를 살피는 것인데, 생강나무는 껍질이 매끈하고 산수유나무는 껍질이 일어나며 거칠다는 차이가 있다.

한의학도의 시각으로 자연을 관찰한다는 것은 물끄러미 바라보며 '관'하면서 자연의 이면(裏面)을 추상(抽象)하는 것이라 했다. 이때 추상이란 눈으로 보이는 겉모습 속에 숨어 있는 상(象)을 파악하는 일이다.

이제 다시 소나무와 생강나무를 추상(抽象)해보자. 피부가 거친 둥치를 가진 나무와 피부가 매끈한 둥치를 가진 나무는 서로 같은 생각을 가지고 살아간다고 볼 수 없다. 피부가 거친 소나무의 마음은 내향(內向)하고, 피부가 매끈한 생강나무의 마음은 외향(外向)한다. 그래서 산수유의 마음도 내향한다고 볼 수 있다. 나무 둥치의 껍질만 보고도 소나무나 산수유나무는 기운을 수렴시키는 약으로, 생강나무는 기운을 발산시키는 약으로 짐작할 수 있다. (사상의학의 범주로 본다면 소나무는 태양인, 산수유나무는 소양인, 생강나무는 태음인이나 소음인의 약물로 분류될 수 있다.)

물론 나무 둥치가 거칠다고 나무의 성질을 모두 알았다고 할 수는 없다. 나무 둥치의 거침은 소나무를 이해하기 위한 수백 가지의 단서 중 하나에 불과하기 때문이다. 우리는 약물을 파악하기 위한 방법으로 다양한 인식도구를 이용한다. 그 인식도구 중에 대표적인 것이 형색기미(形色氣味)이다. 형색기미를 통한 대상 약물의 파악 정도는 '관'하는 자의 오성(悟性)에 따라 차이날 수밖에 없다. 이 점이 한의학의 객관화가 어려운 이유이다.

어린아이의 피부는 생강나무처럼 매끈하고 노인의 피부는 모공이 넓어지거나 주름이 생겨 소나무 껍질처럼 거칠다. 어린아이는 그 기운이 외향하며 자라기 위해 '생명의 물'을 피부로 펼치지만, 노인은

먹으면서 고치는 관절염

자신의 양정(陽精)을 충양(充陽)해 북방일태극(北方一太極)으로 돌아가야 하므로 그 기운이 내향하며 '생명의 물'을 안으로 갈무리하는 것이다. 인체를 물질적으로만 본다면, 노인은 피부에 저장하고 있던 '생명의 물'이 줄어들고 교질이 위축된 상태라 볼 수 있다.

2부

퇴행성관절염 다스리기

한의학에서는 몸을 '다스린다'고 하지 '고친다'고 하지 않는 다. 그렇다면 몸에 대한 한의학의 이러한 시각은 어디에 기원(起源) 하는 것일까?

몸을 다스리는 법, 치법

몸은 자연이다. 자연인 몸을 인식하고 해석하는 철학의 방향에 따라 그 의학의 성격이 결정되는데, 한의학에서는 몸을 '자연스럽게 다스리기'로 방향을 정했다. 왜냐하면 몸을 인식하고 해석하는 방 법이 바로 '우(禹)의 치수(治水)'에 뿌리를 두었기 때문이다.

『서경(書經)』'홍범(洪範)편'에, '곤이 홍수를 막아 그 오행 펼침을 어지럽게 했다(鯀 陻洪水 汩陳其五行).'는 구절이 나온다. 곤이 홍수에 대처하는 방법은 홍수에 대항하여 그 물을 막는 일이었는데, 오늘날 홍수 조절을 위해 도처에 세워진 댐을 생각한다면 곤의 대처 방법은 충분히 이해할 만하다. 그러나 결과적으로 성난 물살이 댐을 무너뜨려 곤은 실패했고, 그 뒤를 이은 우(禹)가 물길을 내고 강바닥을 낮추는 준설 작업을 통해 치수(治水)의 대업을 완성하게 되었다. 곤은 자연과 대항하여 싸워 실패했고, 우는 자연에 순응하여 물길을 내는 데 성공했던 것이다.

결과를 냉정하게 따져보면, 홍수에 대한 곤과 우의 대처 방법 중 누가 전적으로 옳고 그르다고 말할 수 있는 형편은 아니다. 이는 '몸'을 해석할 때도 마찬가지이다. 곤과 같이 자신감 넘치게 몸[혹은 병(病)]과 싸워 몸을 '고치는' 방법도 있을 것이고, 음양의 조절을 통해 몸이 스스로 회복되도록 잘 '다스려주는' 방법도 있을 수 있다. 몸에 생긴 이상 현상인 병을 어떻게 대처할 것인가에 따라 그 의학의 성격이 판가름날 뿐이다.

그러한 의미에서 한의학은 우(禹)를 법(法)한다. 그래서 '치병(治病)'이라 한다. '治'는 '水+台'이다. 여기서 이(台)는 쟁기로 땅을 부드럽게 한다는 뜻과 함께, 기쁘다는 뜻을 내포한다. 풀어보면 물을 부드럽게 하여 물을 기쁘게 한다는 말이다. 이러한 우의 판단이 물

먹으면서 고치는 관절염

의 본성을 잘 따랐다고 해서 '순수(順水)했다'고 하는 반면, 물을 막고 물과 싸운 곤의 판단은 물의 본성을 거슬렀다고 하여 '역수(逆水)했다'고 한다.

우리 몸에 병이 생기면 먼저 물 흐르듯 잘 '다스려보는' 것이 순서라고 생각된다. 그래도 되지 않으면 결국 곤의 방법으로 '고쳐야' 한다.

사법과 보법

물을 다스리듯 몸을 다스리는 구체적인 방법론은 사법(瀉法)과 보법(補法)으로 설명할 수 있다. 사법은 마치 우의 치수처럼 물꼬 틔우듯 몸의 막힌 기혈(氣血)을 소통시키는 방법을 말하고, 보법은 모자라고 부족한 기혈을 채워주는 방법을 말한다.

먼저 사법의 실천 방법을 살펴보면 '한토하 삼법(汗吐下 三法)'이 있다. '한토하'는 말 그대로 땀을 내거나 토하게 하거나 설사를 시키는 방법으로, 주로 급성질환에 많이 응용된다. 이 중 한법(汗法)은 한사(寒邪)가 처음 태양경(太陽經)을 통해 침습(侵襲)할 때 발표(發表)시켜 땀과 함께 한사(寒邪)를 몰아내는 것이고, 토법(吐法)은 담음(痰飮)이 갑자기 상초(上焦)에 옹색(壅塞)되었을 때 토해내는 것이다. 또 하법(下法)은 양명열사(陽明熱邪)로 위가실(胃家實)이 되었을 때 사하(瀉下)시켜 열사(熱邪)를 몰아내는 것이다. 그리하여 이 세 가지 사법은 한의학 치법에 있어서 종세불역(終世不易)의 대강(大

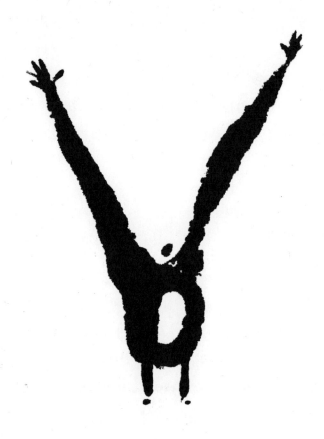

사법

사법의 실천 방법으로서 한토하 삼법은 말 그대로 땀을 내거나
토하게 하거나 설사를 시키는 방법으로, 주로 급성질환에 많이 응용된다.
한토하 삼법이란 '나'의 경계를 통해 들어온 사기(邪氣)를
가장 빠른 시간 내에 밖으로 몰아내는 치료법이다.
그러한 과정을 거쳐 '나'를 비운 다음 휴식 속에 홀로 있게 하면,
비어 있는 '나'는 금방 탄생한 새 생명처럼 자연스러운 상태가 된다.

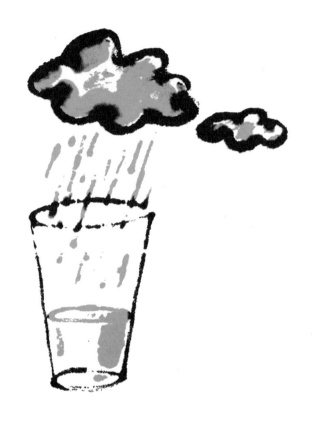

보법

일반적으로 몸의 외부에서 들어온 병은 사법을,

몸의 내부에서 생긴 병은 보법을 시행해야 하는 경우가 많다.

내부에서 병이 생긴다는 것은 대부분

원기(元氣)가 허한 것이 원인이 되는데,

구체적으로는 음허(陰虛), 양허(陽虛), 기허(氣虛), 혈허(血虛) 등이

있을 수 있으며 허(虛)한 것은 보(補)하여 고쳐야 한다.

綱)을 이룬다.

몸을 하나의 관이라고 본다면, 그 표면을 덮고 있는 피부와 입에서 항문까지의 위장관은 '나'와 '나 이외'를 구별하는 경계선이 된다. 즉, 한토하 삼법이란 '나'의 경계를 통해 들어온 사기(邪氣)를 가장 빠른 시간 내에 밖으로 몰아내는 치료법이다. 그러한 과정을 거쳐 '나'를 비운 다음 휴식 속에 홀로 있게 하면, 비어 있는 '나'는 금방 탄생한 새 생명처럼 자연스러운 상태가 된다. 자연의 일음일양하는 율동(律動)에 몸을 맡기기에 가장 적합한 상태가 되는 것이다.

'나'를 비우는 것만으로도 몸을 다스리는 치료는 끝난다. 몸은 곧 일음일양(一陰一陽)의 자율성(自律性)을 회복하고 자연의 질서로 돌아가게 되기 때문이다.

보법 역시 사법처럼 기본 개념은 간단한다. 일반적으로 몸의 외부에서 들어온 병은 사법을, 몸의 내부에서 생긴 병은 보법을 시행해야 하는 경우가 많다. 내부에서 병이 생긴다는 것은 대부분 원기(元氣)가 허한 것이 원인이 되는데, 구체적으로는 음허(陰虛), 양허(陽虛), 기허(氣虛), 혈허(血虛) 등이 있을 수 있으며 허(虛)한 것은 보(補)하여 고쳐야 한다.

원기를 보충하는 대표적인 약이 바로 곡육과채(穀肉果菜)이다. 즉, 우리가 일상적으로 먹는 밥과 고기와 과일과 채소이다. 우리가 일용(日用)하는 음식은 목기(木氣)를 잘 일으킬 수 있도록 단맛[甘味] 위주로 구성되어 있다. 마치 보약처럼 달고 맛있다. 그래서 우리

먹으면서 고치는 관절염

가 집에서 먹는 전통 밥상은 십전대보탕의 처방 원리처럼 군신좌사(君臣佐使)로 구성되어 있으며 달고 맛있다. 이때 밥은 군약(君藥)이 되고 탕은 신약(臣藥), 그외 기타 반찬은 좌사약(佐使藥)이 된다. 군약이 단맛이 나는 곡물이므로 우리네 전통 밥상은 전형적인 보제(補劑)라 할 수 있다.

원기(元氣)가 허(虛)할 때에는 보법(補法)으로 고치므로, 의사를 찾기 전에 먼저 일용하는 식사에 문제가 없는지를 살펴야 한다. 곡육과채의 섭취에 문제가 없다면 다시 그 원인이 음허(陰虛)인지 양허(陽虛)인지를 정확히 구분하여, 보다 전문적인 보법을 통해 적합한 치료를 받아야 한다.

『의방유취』의 사법과 보법

『의방유취(醫方類聚)』는 1445년 세종대왕의 어명에 의해 저술된 의학백과사전이다. 무려 266권의 방대한 내용으로 구성되어 있으며, 동양 최대의 의전(醫典)이라 할 수 있는 대작(大作)이다.

『의방유취』의 '총론(總論)편'에 보면 다음과 같은 구절이 나온다.

> 무릇 사람이 40세 이하에 병이 생기면 사(瀉)하는 약을 먹고, 보(補)하는 약을 먹으려고 애쓰지 말아야 한다. 만약 허약하다면 그렇지 않다. 40세 이상에 병이 나면 사하는 약을 먹어서는 안 되고 보하는 약을 먹어야 한다.

50세가 넘으면 봄, 여름, 가을, 겨울 보약을 떨어뜨리면 안 된다. 이렇게 해야지만 오래 살 수 있고, 양생술(養生術)을 얻었다고 할 수 있다. *

이는 사람의 나이에 따라 보법과 사법의 응용 기준이 달라짐을 적절히 설명하고 있다. 즉, 나이가 들면 반드시 보법을 통해 몸을 보해야 된다는 것을 밝히고 있다.

퇴행성관절염과 보법

한의학에서는 병증(病證)에 따라서 크게 허증(虛證)과 실증(實證)으로 나눈다. 즉, 사기가 성하면 실증이고 정기가 약해지면 허증이라 한다(邪氣盛則實 精氣奪則虛). 그래서 실증에는 사법을, 허증에는 보법을 쓴다고 했다(實則瀉之 虛則補之).

1부에서 관절은 토의 역할을 하는 마디로 평생 고생한다는 사실을 확인했다. 또 교질은 나이가 들수록 닳고 손상되며 줄어들었다. 그 결과 퇴행성관절염이란 병이 생겼으니, 퇴행성관절염을 허증과 실증으로 분류한다면 당연히 허증에 속하고 그 치료는 보법이 아니고는 불가능하다. 한의학적인 치료법으로는 지극히 당연하고 간단

---

* "凡人四十以下 有病可服瀉藥 不甚須服補藥 必若有所損 不在此限 四十以上則不可服瀉藥 須服補藥 五十以上四時勿闕補藥 如此乃可延年 得養生之術耳."
원래 이 글은 『천금방(千金方)』의 '복이제팔(服餌第八)'에 기록되어 있다.

먹으면서 고치는 관절염

한 결론이다.

그런데 왜 보법을 쓰지 않았을까? 퇴행성관절염을 치료할 때 그렇게도 당연한 치료 원칙을 왜 모른 척하고 지키지 않았을까?

그 이유는 간단하다. 보법을 쓰고 싶어도 쓸 수 없는 역사였기 때문이다. 한의학이 시작되는 은(殷)나라 시대 이후 오늘날까지 도대체 마음 놓고 보약(補藥)을 먹을 수 있는 시대가 있기나 했는가? 전란이 끊이지 않았고 평화로운 시대에도 사는 것이 고만고만하여 나이 드신 어른들에게 보약을 투약할 수 있는 형편이 되지 못했다. 일본 에도[江戶]시대에도 의사가 더 이상 환자를 구할 방법이 없을 때 '인삼을 써야 된다.'는 말로 보호자들의 기대를 꺾었다는 이야기가 있다. 끼니조차 어려워 보릿고개를 겪는 가난한 살림에 인삼을 쓰라는 것은 포기하라는 얘기나 진배없었다.

결국 의학적인 이유가 아니라 사회경제적인 이유에 의해 어린아이, 부녀자, 노인에게는 보약을 쓸 수 없었다. 오죽하면 '고려장'이라는 풍습까지 있었겠는가. 노인이 보약을 드시면 돌아가실 때 고생한다는, 말도 안 되는 거짓말로 보약 드실 형편이 되지 못하는 노인들을 달래야 했던 시절이었다.

그런데 지금은 세상이 바뀌었다. 이제는 노인에게도 보약을 쓸 수 있는 시대가 되었다. 나이가 지긋한 분들은 잘 아시겠지만, 지금으로부터 약 1, 20년 전만 하더라도 우리네 보통사람들의 살림살이는 명절을 제외하고는 식탁에서 고기 구경이 어려울 정도로 찢어지게 가난했다. 얼마 전까지만 해도 먹고 살기조차 궁핍했던 시절이었다. 고기도 제대로 먹지 못하는 가난함 속에서 퇴행성관절염에 보법을 쓸 수 있는 형편은 될 수 없었다.

2000년대가 되고 이제 우리의 살림살이, 우리의 식탁이 달라졌다. '참살이'라 해석되는 웰빙 바람이 불고, 평균 수명도 늘어났다. 더 이상의 사회적인 제약은 없어졌으므로, 의학적으로 보법을 살려야만 할 때가 도래했다. 그리하여 이제 퇴행성관절염은 보법, 즉 한의학의 탁월한 치료 수단인 보약(補藥)으로 고칠 수 있게 된 것이다. 물론 이 책도 이러한 배경하에서 탄생할 수 있었다고 해도 과언이 아니다.

먹으면서 고치는 관절염

1장 먼저 마음과 생각을 다스리자

인간이 만든 모든 제품은 유효기간이 있다. 우유나 통조림 같은 것은 유효기간이 일정하지만, 전자 제품 같은 경우 사용자의 성향에 따라 그 유효기간이 달라질 수도 있다. 제품을 거칠게 다루거나 잘못 작동시키면 당연히 유효기간이 짧아질 수밖에 없어서, 전자 제품을 사면 맨처음 매뉴얼을 꼼꼼히 읽어보라고 당부받곤 한다.

신이 만든 작품인 인간도 유효기간이 있다. 그리고 전자 제품처럼 매뉴얼이 있어 매뉴얼에 맞추어 살아가면 천수를 누릴 수도 있으나, 매뉴얼을 무시하고 멋대로 살면 명대로 살지 못하고 만다. 멋대로 살다가 반백(半百)도 못 되어 노화된다면 얼마나 허망한 일인가. 사실 노화란 말은 나이든 분들에게는 대단히 불쾌한 표현이다.

노화를 받아들이는 순간 늙은이 행세를 해야 하고 젊은 날의 의기는 꺾이게 되기 마련이기 때문이다.

이 책에서 다루고 있는 퇴행성관절염은 몸을 매뉴얼대로 사용하지 않아 생긴 질환이다. 노화가 주원인이라지만, 노화보다 약화라고 표현하기로 하자. 노화라고 받아들이는 순간 개선의 여지는 없어 보이지만, 약화라고 하면 한번 고쳐보고 싶은 자신이 생긴다. 게다가 인체의 유효기간은 100년이 넘는다. 100년이라는 유효기간을 채우기 전에 생기는 병은 노화가 아니라 약화임에 틀림없다.

사각형의 삶

『125세까지 걱정 말고 살아라』의 저자이자 세계적인 노화학자인 유병팔 박사는 '사각형의 삶'을 말한다. 즉, 인간이 생리학적으로 최절정기인 25세 때의 젊음을 죽을 때까지 수평으로 유지하고 있다가 어느 날 갑자기 죽는다는 의미이다. 그는 125세를 보편적인 인간이 누릴 수 있는 생물학적 천수라고 말하면서 7, 80세에 죽는 것은 잘못된 생활 습관과 노력 부족 때문이라고 말했다.

그런데 오늘날 대부분의 사람들이 '삼각형의 삶'을 살고 있다. 최절정기인 꼭지점에서 점차 내리막길을 걸으며 쇠약해지다가 결국은 바닥을 치며 죽고 만다. 이에 대해 유 박사는 확신을 갖고 다음과 같이 말하고 있다. "인체의 기능 손실을 감소시키면 노화가 억제되고 죽음을 늦출 수 있다.", "장수를 누리되 건강하게 살다가 어느

먹으면서 고치는 관절염

한순간에 죽음을 맞을 수 있다."

지난 늦은 봄 이른 아침 서울 서초동에 인접한 우면산 등산로에는 가벼운 평상복이나 등산복을 입은 사람들이 삼삼오오 짝을 이루고 산을 오르고 있었다. 그들 중 유난히 눈에 띄는 무리들이 있었으니, 다른 사람들과 달리 화려한 운동복을 입은 데다가 각자 산악자전거를 타고 있었고 바지는 소금 민망한 느낌이 들 만큼 다리에 쫙 붙는 스타일이었다. 자세히 보니 무리라고 부르기에는 죄송할 만큼 나이가 들어 보이는 어르신들이었다.

이렇듯 7, 80대 젊은 노인들이 점차 늘어나고 있는 추세이다. 젊은이들의 전유물이라 믿었던 산악자전거며 스키, 롤러스케이트 등을 즐길 뿐만 아니라 고령이라 믿기지 않을 만큼 마라톤 풀코스를 거뜬히 완주하는 분들도 있다.

문득 이렇게 젊게 살아가시는 7, 80대 청년들을 인터뷰한 글이 떠오른다. 그들은 각종 운동을 골고루 즐기시는 분들이었는데, 산악자전거뿐만 아니라 여름이면 한강에서 윈드서핑, 겨울이면 스키를 즐기는 등 사계절을 2, 30대 젊은이보다 왕성하고 활동적으로 보내고 있었다. 그 글에서 밝혀진 이들 7, 80대 청년들의 건강 비결은 두 가지로 압축될 수 있었다. '의사를 믿지 않는다'는 것과 '스스로 늙은이라 생각하지 않는다'는 것이었다.

그들이 의사를 믿지 않는 데에는 이유가 있었다. 그들의 생동적인 삶과 다소 과격하게 보이는 운동 습관이 연령에 비해 무리한 것이 아닌지 어느 의사로 하여금 의구심을 갖게 하였다. 그래서 그 의사

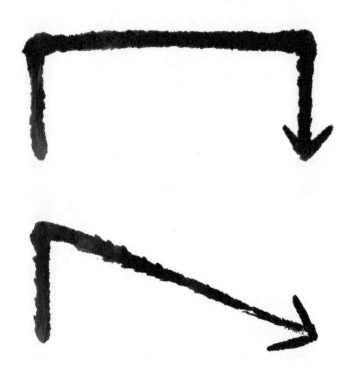

사각형의 삶과 삼각형의 삶

유병팔 박사는 인간이 생리학적으로 최절정기인
25세 때의 젊음을 죽을 때까지 수평으로 유지하고 있다가
어느 날 갑자기 죽는다는 의미에서
사각형의 삶을 말했으나, 오늘날 대부분의 사람들이
'삼각형의 삶'을 살고 있다.
최절정기인 꼭지점에서 점차 내리막길을 걸으며 쇠약해지다가
결국은 바닥을 치며 죽고 만다.

먹으면서 고치는 관절염

는 이분들에게 건강검진을 권하게 되었고, 그들도 호기심이 생겼는지 가벼운 마음으로 검진에 응했다. 검사 결과는 의외서서, 그들 중 일부의 무릎관절은 심한 퇴행성 변화가 생겨 정상적인 보행도 어려울 정도인 것으로 드러났다. 의사는 "이러한 상태로는 심한 통증이 수반되고 보행도 힘들어질 수 있습니다. 지금부터라도 무리한 운동은 피하셔야 합니다."라고 최종 신단을 내렸다. 하지만 그들은 질 알겠다고 대답하고서는 여전히 산악자전거를, 스키를 즐기기로 했다고 한다.

과연 의사의 진단이 틀렸을까? 그렇지는 않을 것이다. 의사는 정확하게 진단했고 그 진단 결과에 맞추어 의학적 소견을 말했을 것이다. 여기서 중요한 점은 '의학적 소견'이라는 데 있다. 정확하게 잘 진단한 의사에게는 미안하지만, 문제는 그들이 '의학적 소견'에 위배되는 사람들이라는 사실이다.

엑스레이 검사상 연골이 닳아 무릎이 거의 맞붙어 있다면 당연히 심한 통증과 보행장애가 오게 된다. 의사는 그러한 상황을 정확하게 진단하고 조언했지만, 그들은 그러한 '의학적 소견'을 무시하고 여전히 씩씩하게 운동하며 잘 살아가고 있다. 그들의 구호는 한 사람이 "구구" 하고 선창하면 "팔팔" 하고 합창하는 방식이다. 99세까지 팔팔하게 살다가 팍 죽자는 뜻에서란다. 유병팔 박사의 사각형 삶을 몸소 실천하고 계신 분들이다.

노화가 아니라 약화다

　한의학의 바이블, 『황제내경(黃帝內經)』의 첫 편 '상고천진론(上古天眞論)'은 다음과 같은 황제(黃帝)의 의문으로 시작된다. "내가 듣기로 옛 사람들은 모두 100세가 넘도록 동작이 굼뜨지 않고 건강했는데, 요즈음은 50세만 되어도 약해져 비실거리는 것이 세상이 바뀐 것인가 아니면 사람들이 법도를 잃어서인가?"

　이에 대해 신하 기백(岐伯)은 '사람들이 법도에 어긋나는 삶을 살아서'라는 요지로 대답한다. 즉, 옛 사람들은 천지의 도(道)를 알고 절도 있는 생활을 함으로써 스스로를 늙지 않게 하여 모두 천수(天壽)를 누렸지만 요즈음 사람들은 "술을 물처럼 마시고, 취한 채로 입방(入房)하고, 말초적인 즐거움으로 제멋대로 살아 겨우 오십에 쇠약해져버립니다."고 답했다. *

＊"昔在黃帝 生而神靈 弱而能言 幼而徇齊 長而敦敏 成而登天 循疾也.
乃問於天師曰余聞上古之人 春秋皆度百歲而動作 不衰 今時之人 年半百而動作 皆衰者 時世異
邪 人將失之邪 天師岐伯也.
岐伯 對曰上古之人 其知道者 法於陰陽 和於術數 食飮 有節 起居有常 不妄作老 故 能形與神俱
而盡終其天年 度百歲乃去 今時之人 不然也 以酒爲漿 以妄爲常 醉以入房 以欲竭其精 以耗散
其眞 不知持滿 不時御神 務快其心 逆於生樂 起居無節 故 半百而衰也 夫上古聖人之敎下也 皆
謂之虛邪賊風 避之有時 恬憺虛無 眞氣從之 精神內守 病安從來 風者 百病之長 生之賊也.
是以志閒而少欲 心安而不懼 形勞而不倦 氣從以順 各從其欲 皆得所願故 美其食 任其服 樂其
俗 高下不相慕 其民 故 曰朴 美甘也.
是以 嗜慾不能勞其目 淫邪不能惑其心 愚 智 賢 不肖 不懼於欲 故 合於道 所以能年皆度百歲而
動作不衰者 以其德全不危也."—『黃帝內經』'上古天眞論篇'

먹으면서 고치는 관절염

사람의 인체를 다루는 의서(醫書) 중에서 으뜸인 『황제내경』에서, 그것도 책의 첫머리에 인간의 정상적인 수명과 몸의 상태를 정의하고 있다. 이에 의하면 '인간은 누구나 100세를 넘기게 되고 (皆度百歲) 동작에 전혀 지장이 없는 건강 상태'로 살다가 돌아간다(去).

　여기서 '늙는다'는 말은 '망령되게 늙게 만든다(妄作老)'고 하여 '늙음'은 부정적으로 표현되고 있다. 동작이 굼뜨고 비실거리는 것을 '늙을 노(老)'보다 '쇠약할 쇠(衰)'라는 말로 표현함으로써, 나이가 들면서 몸에서 일어나는 현상을 '늙는 것이 아니라 약해지는 것'이라 인식했다.

　그런데 우리나라는 유독 나이를 따지곤 한다. 거의 대부분의 나라가 세대를 초월하여 친구가 되고 나이를 막론하고 사랑을 하는 현대에 와서도 우리는 별반 달라진 게 없다. 한국에 유학 온 중국인들도 처음 만난 한국인들이 나이부터 묻는 바람에 머리를 절레절레 흔든다. 심지어 같은 동양 문화권 사람들에게도 한국인들의 나이에 의한 철저한 서열 의식은 힘겨운 노릇이다.

　물론 한 살이라도 더 나이 든 이를 공경하니 예의바르고 질서가 있어서 아름답다고 볼 수도 있다. 그러나 노인 공경은 '양날을 가진 칼'이다. 좋은 말로 공경이지, 나이 든 사람이 노인으로 대접받는 순간 진짜 노인이 되어버리기 때문이다.

　흔히 마음은 늙지 않는다고 한다. 몸도 마음먹기에 따라 늙지 않을 수 있다. 거꾸로 마음먹기에 따라 급속도로 빨리 늙어버릴 수도 있다. 늙었다고 인정하는 그 순간 몸은 늙어버리고 만다.

늙음을 받아들이게 되는 데는 의사들도 한몫한다. 몸의 노화에 대한 잘못된 선입관은 대부분 의료인이 생산한 정보에 의해 형성되기 때문이다. '나이가 들면 어디어디가 나빠지므로 이렇게 주의해야 한다.', '이런 것이 바로 노화의 징조다.' 등등. 물론 의사의 입장에서는 당연한 경고이다. 그러나 나이 든 분들이 그 말들을 자연스럽게 받아들이면서 스스로 체념하고 저절로 빠른 속도로 늙어버린다는 데 문제가 존재한다.

그래서 이 책에서는 다시 한 번 더 강조하지만, 나이가 들면서 인체에서 일어나는 변화는 노화가 아닌 약화라 정의하고자 한다. 현대의 저명한 노화학자가 말한 125세까지의 사각형의 삶과 『황제내경』의 개도백세(皆度百歲)를 믿어야 한다. 삶에 불편함을 느낄 만큼 고통을 주는 노화는 100세가 넘어서야 나타나는 현상이다.

몸을 믿어야 한다

자연은 '스스로 그러한' 존재로 삼라만상을 낳고 기르고 다시 거두어간다. 식물이든 동물이든 자연이 스스로 그러한 생명을 부여한다. 생명에서 '생(生)'이란 탄생하는 것이고 '명(命)'이란 정해진 목숨이다. 자연은 실수가 없는 조물주(造物主)이다. 인간의 정상적인 '명(命)', 즉 수명은 100세가 넘으므로 인체는 당연히 100세를 건강하게 살 수 있는 기능을 갖고 태어난다는 얘기다.

인체는 100년 이상의 세월을 잘 견딜 수 있게 정교하게 프로그래 밍된 생체 컴퓨터이다. 몸은 단순하게 늙어만 가는 것이 아니라, 각각의 연령대에 맞추어 적응하며 변화할 따름이다. 나이가 들면서 나타나는 여러 가지 변화는 노화가 아니라 적응(adaptation)일 가능성이 크다.

그래서 소위 말하는 노화나 노화로 인한 질환은 스스로의 노력 여하에 따라 충분히 멈추게 만들 수도 있고 극복할 수도 있다. 다시 말하면 100세 이전에는 노화가 없다. 노화가 아니라 약화된 것이다. 몸을 믿고 다시 강화시키면 된다.

퇴행성관절염은 흔히들 나이가 들면서 나타나는 노인성 질환이라고 한다. 노인에게 나타난다고? 일단 그렇다고 해두자. 그러면 노인은 몇 살쯤 되어야 노인이라 부를 수 있는가? 적어도 100세는 넘어야 된다. 100세 이전의 퇴행성 변화는 모두 망령되게 늙은 망작노(妄作老)일 뿐이니까 말이다.

그리하여 퇴행성관절염은 노화가 아니라 약화라 보아야 한다. 그러므로 약해진 마디를 튼튼하게 하는 것이 바로 퇴행성관절염을 이기는 왕도이다. 뼈를 튼튼하게 만들고, 관절 주위의 연조직을 튼튼하게 만들며, 뼈와 연조직을 덮어주는 근육을 튼튼하게 만드는 것이 퇴행성관절염을 다스리는 해답이다.

이제 나이가 들어 퇴행성관절염이 생겼다는 잘못된 선입관은 버리도록 하자. 그전에 노인이라 여기며 자포자기하는 마음밭부터 고치자. 마음이 이팔청춘이듯 몸도 마음먹기에 따라 바꿀 수 있다. 그리하여 관절이 약해지고 관절통이 발생하면 다음과 같이 생각하기로 하자.

- 관절이 아프다.
- → 관절을 믿는다. (관절은 100년을 견딜 수 있게 설계되었으니까!)
- → 관절은 단지 약해졌거나 손상되었다. (손상도 약해져서 온다!)
- → 다시 튼튼하도록 복구시켜야 한다.
- → 운동을 한다.
- → 관절에 유익한 음식과 한약을 복용한다.

지하철을 타거나 버스를 타면 앉으려고 하지 말자. 다리의 근력을 강화시킬 수 있는 기회라 생각하고 번갈아가며 다리에 힘을 주어 근력을 키우도록 하자. 노약자석은 병약자석일 뿐이다. 활기차고 멋진 노년을 위해서는 대접받으려 해도 안 된다.

산악자전거를 즐기는 7, 80대 젊은이들은 비록 연골이 줄어들었다고 해서 그 즐거움을 포기하지 않았다. 관절 주변의 연조직과 근력이 튼튼하니 아무런 통증 없이 운동을 즐길 수 있었기 때문이다. 둘러보면 108배 절을 통해 관절의 건강을 찾은 분들, 자전거타기나 물속에서 근력을 강화시키는 아쿠아헬스 등 관절을 튼튼하게 회복시킬 수 있는 운동으로 젊음을 찾은 분들은 한두 명이 아니다.

이때 운동을 하면서 관절에 유익한 음식이나 약을 섭취하면 더욱 좋다. 관절의 연조직 성분은 교질로 구성되어 있는데, 교질이 줄어드는 것은 관절 약화에 직접적인 원인이 되기 때문이다. 양은냄비에 구멍이 났을 때 양은으로 때우듯, 교질(膠質)의 각종 식품들은 관절 주변의 연조직뿐만 아니라 골질도 채워주면서 뼈까지 튼튼하게 만드는 데 일조한다. 또한 녹각교, 구판교, 별갑교, 와우교, 홍화교, 우슬교 등 음식보다 빠른 시일 내에 관절과 뼈를 보강하는 훌륭한 명약(名藥)늘도 많다.

교질의 식품들은 지금으로부터 2, 30년 전만 하더라도 경제적인 이유로 잘 섭취하지 못했던 음식들이다. 당시만 해도 고깃국은 명절에나 먹을 수 있는 집들이 대부분이었기 때문이다. 그러한 마당에 교제(膠劑)가 들어간 한약을 처방받기란 쉽지 않은 노릇이었다. 이미 한의학에서 보법을 통해 관절을 튼튼하게 하는 훌륭한 치료법을 갖고 있었지만, 그러한 치료법을 시행할 사회경제적 기반이 마련되어 있지 않은 터였다.

다행히 오늘날은 교질이 풍부한 음식과 교제를 마음껏 쓸 수 있는 세상으로 바뀌었다. 퇴행성관절염을 극복할 수 있는 가장 건강하고 이상적인 길이 열리게 된 것이다.

치료를 넘어 보법으로

1980년대 초반, 컴퓨터 게임의 초기 버전으로 '벽돌 깨기'와 소위 '슝슝'이라 불리던 '코스모 인베이더(cosmo invader)'가 등장했다. 그 중 특히 코스모 인베이더는 하늘에서 포탄으로 공격하면서 내려오는 외계의 적들을 끊임없이 물리치는 단순한 게임이었는데, 당시 오락실 화면을 점령하다시피 인기가 대단했다.

그런데 몇 년 전부터 우리나라 일부 외과병원의 대기실에서 코스모 인베이더를 연상케 하는 글귀가 눈에 띄곤 한다. '우리 병원은 비침습적인 치료를 지향한다.'는, 다소 낯설고 어색한 표어가 그것이다. 일상적으로는 거의 쓰이지 않는 '비침습(非侵襲)'이란 'non-invasive'를 직역한 말이다.

일견 대수롭지 않아 보이지만, 외과병원의 입장에서 이러한 글귀를 붙일 수 있다는 것은 그야말로 놀라운 일이 아닐 수 없다.

의학과 의료라는 것은 인체와 질병에 대한 해석이다. 그 해석상 한의학과 서양의학이 다르듯이 서양의학 내부에서도 각과별로 견해 차이를 보이는데, 동일한 환자를 진단하더라도 내과의사는 내과적 처치로써 또 외과의사는 외과적 처치로써 해결하려는 경향은 어쩔 수 없다. 자기가 볼 수 있는 것만 보이기 때문이며, 대부분 자기가 알고 있는 방법으로 고치려 들기 때문이다. 그래서 환자에 대해 자기 위주로 해석하는 폭이 넓고 관대(?)하다.

이러한 성향은 내·외과의사뿐만 아니라 한의사와 치과의사의 경우도 예외는 아니다. 자기 위주의 해석에는 생계라는 문제도 큰 작용을 하는데, 예를 들어 외과의사가 수술을 주저하고 내과로만 환자를 이송하면 그 의사는 뭘 먹고 살아가겠는가. 현대사회의 의사에게 환자의 입장이 되어 환자만을 위하는 역지사지(易之思之)의 고매한 인격을 바라는 것은 어리석은 일이다. 의사든 한의사든 단지

먹으면서 고치는 관절염

하나의 직업인일 뿐이다.

그렇게 다를진대, 외과병원이 침습적(侵襲的) 치료를 지양(止揚)하겠다니 얼마나 훌륭한 결단인가? 몸에 해를 끼칠 수 있는 공격적인 치료를 가능하면 줄이고 최소한의 수술로, 더 나아가 비수술 요법으로 병을 고치겠다는 외과의사의 다짐은 양심선언처럼 신선한 충격이 아닐 수 없었다. 이는 환자를 내 가족으로 생각하고 환자 위주의 의료를 펼치겠다는 의료인의 자세 전환을 천명한 글귀이다.

다시 말하지만 의학이란 '인체에 대한 해석'이다. 인간의 몸이란 조물주의 작품이라 몸 자체가 자연이고 하나의 우주와 같아 다양한 의학적 해석이 가능하다. 오늘날 현대의학을 주도하고 있는 서양의학도 본질적으로는 하나의 해석 방법에 불과하다. 서양의학에 의한 인체의 해석 방법이 완전한 것이 아니라는 것을 겸허하게 깨닫는 순간, 서양의학은 새로운 영역으로 확장될 수 있을 것이다.

그렇게 하여 확장되는 곳은, 비유하건대 '몸의 여백'이다. 과학적 패러다임에 의해 발달한 현대의 서양의학은 눈에 보이는 것만을 절대시하므로 여백에 대해서는 받아들일 수 없고 알지도 못한다. 그래서 인정되지도 않았다. 동양화에서 볼 수 있는 흰 여백, 자연계의 빈 공간, 핵을 중심으로 전자가 돌 듯 우주의 빈 공간, 자연에 엄연히 실존(實存)하는 여백은 몸에서는 기(氣)나 에너지로 설명될 수 있다.

한의학에서는 눈에 보이지는 않지만 내재되어 있는 생명력을 무엇보다도 중시한다. 그것은 관절의 치료에 있어서도 마찬가지이다. 퇴행성관절염도 결국 눈에 보이지 않는 기력(氣力)이 약해져서 나타나는 현상이라고 보는 것도 이러한 생각과 일맥상통한다.

서양의학은 퇴행성관절염의 눈에 보이는 현상, 즉 연골의 손상과 관절의 연조직 염증 현상에 주시한다. 그래서 인공관절 수술이나 스테로이드 혹은 강력한 항생제를 통한 염증 제거를 위주로 치료한다. 그러나 한의학에서는 어떻게 하면 관절을 튼튼하게 만들 수 있는가에 골몰한다. 관절을 튼튼하게 만들어 자연스럽게 퇴행성관절염을 극복하려는 방책이다.

튼튼한 마디의 꿈

질병의 사안이 위중하고 어떻게 치료하는 것이 최선일까 판단하기 힘들 때, 의사의 양심에 호소하듯 환자나 보호자들은 이렇게 묻곤 한다. "만일 의사 선생의 부모님이라면 어떻게 하시겠습니까?"

정말로 양심적인 의사라면 이러한 질문에 다소 움츠러들지 않을 수 없다. 질병과 의학의 본질에 대해 깊은 성찰을 거친 의사라면 "내가 다 고칠 수 있다."라고 함부로 장담할 수 없기 때문이다.

치료의 가부에 대한 장담은 경솔한 것이지만 단 한 가지, 의료인을 떠나 인간적 양심을 걸고 확실하게 밝힐 수 있는 것이 있다. 만약 내 부모님이라면, 만약 나 자신이라면, 급한 수술을 요하는 경우가 아니라면 비침습적 치료부터 먼저 받게 한다는 것이다. 우리나라는 의료가 이원화되어 한의사와 양의사의 견해가 심하게 대립하고 있다. 그러한 견해 차이가 사실은 많은 부분 오해와 편견에 의

먹으면서 고치는 관절염

해 생겨난 것으로 의료 소비자의 판단을 헷갈리게 한다.

　퇴행성관절염의 치료에 있어서 가장 비침습적인 치료가 바로 한의학적 방법이다. 특히 마디를 튼튼하게 만들기 위해 교제를 이용한 보법을 위주로 치료하는 경우는 비침습을 넘어 오히려 몸 전체가 건강해지는 결과를 가져오게 된다.

　비침습적인 치료부터 받는다는 원칙에 입각하여 퇴행성관절염을 대처한다면 그 순서는 다음과 같다.

- 첫째, 잘못된 생활습관을 바로잡는다.
- → 생활 속에서 관절에 무리를 주는 것을 파악하고 고치도록 한다. 비만도 큰 원인이 된다.
- 둘째, 운동을 한다.
- → 관절 주변의 연조직을 튼튼하게 만들어 퇴행이 진행되는 것을 막는다.
- 셋째, 한의학적인 치료를 받는다.
- → 침이나 뜸, 그리고 교제 등의 보법으로 관절을 자연스럽게 강화시킨다.

　우리도 퇴행성관절염에 대해 비침습적 치료를 지향한다. 그러나 우리가 지향하는 바는 비침습적 치료를 넘어서는 개념으로, 바로 '보법(補法)'이다. 일반인들에게는 다소 생소하게 들리겠지만, 한의학적 입장에서는 전통적이면서도 너무나도 당연한 치료법이다.

한의학에는 전통적으로 여덟 가지 치료 법칙이 있다. 물론 한의학에서도 오랜 세월을 거치며 수많은 학자들의 노력에 의해 다양한 치료법이 개발되었지만, 상한론(傷寒論) 치법을 중심으로 분류한다면 팔법(八法)*으로 나눌 수 있다.

그 중에서 보(補)**법이란 인삼이나 황기 등을 쓰는 경우를 말하는데, 소위 '보약'을 투약하는 치료법이다. 현대 서양의학은 그 학문의 특성상 보법이라는 치료법이 없으므로, 보법은 우리 한의학의 고유한 치료법이자 특징이라 할 수 있다.

인체에서 교질의 쓰임은 다양하다. 그 중 몸과 기관의 형태를 유지하며 결합시키고 지지하는 역할을 하는 결합조직(connective tissue)의 주된 재료가 되기도 한다. 즉, 교질은 기관과 조직 사이에 있어 이들을 결합하고 받쳐주는 역할을 하는 결합조직의 주인공으로, 그 자체가 '생명의 물'을 품고서 몸속의 빈 공간을 보공(補空)하는 토(土)의 역할을 하고 있다.

그런데 교질 스스로가 빈 곳을 채우는 역할을 하다가 힘이 빠졌다. 특히 교질 다발로 구성된 관절의 연조직(軟組織)이 위축되고 약해져 퇴행성관절염이 생겼다. 뼈와 뼈를 잇는 마디로서 토의 역할을 하던 관절이 허약해졌다. 어떤 치법(治法)으로 접근하고 고쳐야 할

---

*麻黃 桂枝의 汗法, 瓜蒂의 吐法, 芒硝 大黃의 下法, 枯苓 黃連의 淸法, 乾薑 附子의 溫法, 柴胡 子苓의 和法, 䗪蟲 水蛭의 消法 그리고 人蔘 甘草의 補法으로 나눌 수 있다.
**정인보의 시에 '솜치마 좋다시더니 보공(補空)되고 말어라.'란 시구가 있다. 이때 '보(補)'란 부족한 것을 메운다는 뜻이고, 모자라는 것을 보충한다는 말이다.

먹으면서 고치는 관절염

까? 보법이 최선의 방법이다. 즉, '교제'를 보충하는 것이 교질로 이루어진 조직을 복구하고 힘이 나게 하는 최선의 방법인 것이다.

퇴행성관절염에 있어서 우리가 바라는 이상적인 치료법은 보법이다. 이는 몸에 손상을 덜 주고 치료하겠다는 비침습적인 치료보다 한 차원 상위의 개념으로, 보법의 구체적인 실천 방안으로는 다음 세 가지를 제시힐 수 있다. 적절한 운동, 교질이 풍부한 음식의 섭취, 그리고 한방의 정통 명약 교제의 음용이다.

청룡의 승천 : 마황

폭포가 있거나 늪이 있으면 의레 이무기 전설이 따른다. 이무기는 물속에서 오랜 세월 인고의 시간을 보내며 수도하다가 득도하면 마침내 하늘로 승천한다는 동물이다. 하늘로 승천하는 데 성공하면 이무기는 용으로 변하고, 승천하지 못하면 늪 속에 계속 남아 나쁜 짓만 일삼는 못된 흉물로 살아가게 된다는 속설이다.

큰 구렁이인 이무기가 물속에 사는 이유는 순양체(純陽體)이기 때문이다. 태아가 어머니의 양수 속에서 자라듯 물속에서 북방수기(北方水氣)의 보호와 응고(凝固)를 받으며 자신의 양기를 충양(充陽)하다가, 때가 차서 충분히 다져지면 강력한 목기(木氣)로 물위로 솟아오르게 된다. 을자(乙字)를 그리며 튀어올라 용이 되는 날, 하늘은 이에 응하여 폭풍우를 내리고 천둥과 번개를 때린다. 빅뱅처럼,

먹으면서 고치는 관절염

천지개벽처럼, 애벌레를 뚫고 나오는 나비처럼, 알을 깨고 부화되는 새처럼….

인체에서도 마찬가지이다. 만약 전신의 양기가 순조롭게 통창(通暢)되지 못해 유폐되면 승천하지 못한 이무기 꼴이 나기 쉽다["陽氣怫鬱在表 陽氣怫鬱不得越." —『상한론(傷寒論)』]. 여기서 양기는 맑은 목기(木氣)를 밑하는데, 목기가 유폐되면 곤(困)이 되있다가 결국 곤열(困熱)로 바뀌어 몸속에서 온갖 못된 짓을 하게 된다.

양기가 유폐되면서 목기의 조달(條達)을 막아 불울(怫鬱)하게 만드는 원인은 다양하다.『상한론』이 저술되던 후한 시절(AD 150~200년경)에는 끊임없는 전란과 역질이 창궐하는 등 주거환경이 열악했다. 그래서 육음(六淫) 중 한사(寒邪)라는 발병인자에 주목했고, 한사를 중심으로 양기불울(陽氣怫鬱)을 관찰하였다.

한사가 태양경을 침습하여 주리(腠理)가 닫히게 되면 양기도 갇히게 되는데, 그 결과 맥부긴(脈浮緊), 무한(無汗), 발열신동통(發熱身疼痛) 등의 증상이 발현하게 된다. 이때 땀구멍을 열고 갇힌 양기를 해방시키는 것이 바로 '마황'이다. 그래서 마황이 들어간 처방은 '푸른 목기'를 의미하는 '청룡'이라 불려졌던 것이다.

『상한론』이후 세상은 많이 바뀌었다. 사람들의 주거환경과 식생활이 점차 개선되고 안정되면서, 발병인자는 자연스럽게 환경 중심에서 인간 중심으로 옮겨지게 되었다. 양기불울의 주원인이 한사에서 환자 자신의 개인적 문제로 이동한 것이다.

오늘날 환자 자신의 개인적 문제로 양기를 유폐시키는 대표적인 원인 중 하나가 바로 과도한 피하지방이다. 피하지방이 불필요하게 많이 쌓여 있으면, 목기는 그 피하지방을 뚫고 나가기 힘들어진다. 한사가 태양경을 속박하듯, 두터운 지방층이 외투처럼 싸고 있어 양기불울의 각종 증상이 일어나지 않을 수 없게 된다.

그래서 체지방이 지나친 비인(肥人)의 치료는 유폐된 양기의 구출이 급선무이다. 땀을 잘 흘려주는 비인은 그나마 양기가 통창되고 있음을 짐작할 수 있지만, 무한(無汗)한 비인이 각종 양기불울의 증상을 호소한다면 급히 발표(發表)하여 땀구멍을 열어주어야 한다.

마황은 한법(汗法)을 통하여 양기를 구출한다. 마황도 청룡이지만, 갇혀 있던 양기[이무기, 困熱]도 땀으로 통창되어 발표되면 청룡이 된다. 이때 한법은 토법, 하법과 더불어 대표적인 공법(攻法)이다. 공법에는 당연히 명현(瞑眩)이 발생하는데, 명현이란 '약불명현궐질불추(藥不瞑眩厥疾不瘳)'라고 하여 이미 은대(殷代)에서부터 숙지해오던 현상이다.

특히 상한방(傷寒方)을 쓰면 빠른 속효만큼 다양한 명현도 경험하게 되는데, 한하(汗下)의 공법이 많기 때문이다. 『금궤요략(金匱要略)』의 '백출부자탕' 조문에도 '환자가 어찔어찔해지는데 이상하게 생각하지 말라. 백출·부자가 피부 속으로 돌아다니며 수기(水氣)를 몰아내는데, 아직 수기가 완전히 제거되지 않았기 때문이다.'라며 명현의 예를 밝히고 있다.

비유하자면 도랑을 치는 데 뻘물이 일어나지 않을 수 없고, 방청소를 하는 데 먼지가 일어나지 않을 수 없는 것과 같다. 『상한론』에

먹으면서 고치는 관절염

서 다섯 가지 전후의 약재로 만들어지던 간오(簡奧)한 처방이 후대로 내려오면서는 점차 약재 가짓수가 많아지면서 명현도 줄어들게 되었다. 마침내 사상방(四象方)에서는 마황과 대황을 쓰는 공법에도 이감위군(以甘爲君)하여 덕(德)으로 다스리게 되니 명현을 부정하고, 명현을 부작용으로 오해하는 지경에까지 이르게 되었다.

마황으로 빌한(發汗)하며 양기를 구출할 때는 빈드시 명현이 생기게 되는데, 푸른 용의 승천에 비바람이 몰아치고 천둥번개가 치게 되는 것과 같다. 억울(抑鬱)되어 있던 양기가 마황의 도움으로 고동치게 되는데, 환자는 가슴이 답답하거나 심장의 박동이 빨라지고 어찔어찔 어지러우며 심하면 온몸이 떨리기도 한다.

이러한 현상은 땀구멍이 열리고 유폐된 양기가 땀으로 빠져나오는 순간 대부분 소실된다. 천둥번개의 비바람이 지나간 다음날 아침이 더욱 청명하고 맑듯이, 마황으로 청룡을 승천시킨 후의 몸은 새털처럼 가벼워진다. 간밤의 비바람은 부작용이 아니라 명현이었기 때문이다.

2장 운동으로 마디를 튼튼하게

우리가 이 책을 기획하면서 처음 시작한 작업 중 하나가 기존에 출간된 퇴행성관절염 책자를 참고하는 일이었다. 책들은 저마다 특색이 있고 좋은 내용들로 가득했지만, 과연 독자들이 이러한 좋은 내용을 모두 숙지하고 이해할 수 있을까 하는 점이 아쉬움으로 남았다. 전문적이고 좋은 내용을 담고 있지만 독자들이 읽어주지 않으면 출판의 의의가 없기 때문이다.

이에 우리는 이 책을 시작하면서 두 가지 방침을 정하기로 했다. 첫째 우리가 말하고 싶은 메시지를 한 가지만이라도 정확하게 전달하자, 둘째 이해하고 실천할 수 있도록 가급적 쉽게 풀어 쓰자는 것이었다. 특히 마디를 튼튼하게 하는 운동에 관한 한 어떻게 하면 쉽게 받아들이고 실생활에서 곧장 실천할 수 있을지 깊이 고민하며 쓰기로 했다.

그 결과, 이 장에서는 퇴행성관절염 환자가 가장 쉽게 실천할 수 있는 운동 세 가지만을 소개하고자 한다. 너무 쉬운 내용이라 싱거울 수도 있지만, 믿고 따라하면 관절이 점차 튼튼해지고 통증이 줄어들면서 예상 밖의 효과를 볼 수 있다고 확신하는 필수 운동들이다. 스스로의 노력으로 관절을 튼튼하게 하는 처선의 방법, 이것만은 실천하도록 하자.

먼저 관절이 퇴행성 변화를 일으키고 약해지는 징후가 보이면, 운동을 시작할 때도 반드시 요령을 터득해야 한다. 젊을 때의 패기는 일단 억누르고 가볍게 시작해야 한다는 얘기다. 그러한 의미에서 퇴행성관절염 환자의 제1 운동 원칙은 '무리하지 않고 자주 하기'이다. 운동을 통해 관절이 다시 튼튼해지면 놀랍게도 젊은이들보다 더 힘찬 관절을 가질 수 있다는 확신을 갖고 다음을 실천하도록 하자.

목욕탕 정기권을 끊자

물론 목욕탕뿐 아니라 수영장이어도 상관없다. 목욕탕을 선택하건 수영장을 선택하건 다 좋은데, 제일 중요한 것은 이들 목욕탕이나 수영장이 집에서 가까워야 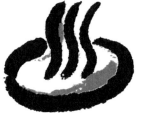 한다는 점이다. 가까워야 꾀부리지 않고 자주 다닐 수 있으니까 말이다. 또 미리 정기권을 끊어놓아야 돈이 아까워서라도 자주 가게 되니 1달 정도 여분을 미리 마련해두도록 하자. 6개월이나 1년짜리를 끊어놓으면 되레 돈 아까운 것을 잊어버릴 수도 있다.

수영장은 물이 깊어서 좋고, 목욕탕은 물은 그다지 깊지 않지만 깨끗하며 냉온탕을 모두 이용할 수 있다는 장점이 있어서 좋다. 만약 집 가까이 목욕탕이 여러 군데 있다면 그 중 탕이 넓고 깊은 곳을 택하도록 하자. 또 매일같이 일정 시간을 정하여 목욕탕에 가되, 가능한 한 오전 시간대를 이용하도록 하자.

냉탕과 온탕을 번갈아 들어가는 게 좋은데, 냉탕에 먼저 들어가 걷는 것을 권장한다(그동안 전혀 운동을 하지 않았던 사람이라면 5~10분 정도가 적당하다). 물속에서 천천히 팔을 흔들고 다리로 물을 밀면서 걷는데, 도중에 피로를 느끼거나 물이 너무 차갑다고 느껴지면 따뜻한 탕으로 자리를 옮겨 같은 방법으로 걷도록 한다. 수영장이라면 춥지 않도록 뜨거운 물로 간간이 샤워를 해주는 것이 좋겠다.

5~10분 정도 걷고 난 후에는 반드시 탕 밖으로 나와 10~15분 정도를 쉬도록 한다. 휴식 후에는 냉탕과 온탕에서 걷기를 반복하되, 걷는 시간이 무리되지 않는다는 느낌이 드는 정도가 적당하다. 퇴행성관절염을 다스리기 위해서는 하루 힘들게 운동하고 다음날 쉬는 것보다, 무리되지 않는 범위 내에서 매일 규칙적으로 하는 것이 낫다.

먹으면서 고치는 관절염

의자에 앉아 무릎 굽혔다폈다 하기

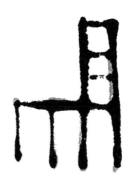

퇴행성관절염에서 보행장애를 일으키고 삶의
질을 떨어뜨리는 제일 괴로운 부위가 무릎관절
이다. 그렇지만 의외로 쉽게, 무릎관절의 힘을
키워 튼튼하게 하는 방법이 있다.

의자에 자연스럽게 앉으면 무릎이 90도로 구부러지게 되는데, 그
상태에서 천천히 다리를 위로 들면서 무릎을 쭉 편다. 이때 힘은 무
릎 주변과 허벅지에 주어져야 하고, 발끝은 좌측이나 우측으로 치
우치지 않도록 반듯하게 세워져야 한다.

힘을 준 상태에서 3~5초 정도 정지한 후 다시 천천히 다리를 바닥
으로 내려놓고 힘을 뺀다. 한쪽을 10회 시행한 후 반대쪽도 10회
시행하도록 하는데, 무릎은 한쪽이 불편하면 다른 쪽도 항상 같은
문제를 일으키기 때문에 가급적 양쪽 모두 골고루 운동해주는 것이
효과적이다.

두 다리를 동시에 펴게 되면 복압(腹壓)이 오르면서 허리에 무리가
갈 수 있으므로 반드시 한쪽씩 운동하도록 해야 한다. 이 운동 역
시 한꺼번에 무리해서 하기보다, 아침에 일어나서부터 잠들기 전까
지 수시로 하는 편이 낫다. 한 번에 오른발과 왼발을 번갈아 10회
씩, 하루 동안 총 10번 이상 하는 것이 좋다.

특히 극장이나 찻집, 지하철 등 일상생활에서 오랫동안 앉았다 일
어나야 되는 경우 이 운동을 잊지 않고 습관화할 필요가 있다. 오

른발과 왼발을 번갈아가며 2~3회 정도 반복하면서 늘어난 근육과 인대에 힘을 주면 무릎관절에 큰 도움이 된다.

실내자전거 타기

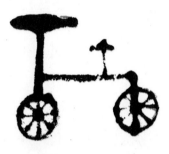

　조금 투자하여 실내자전거를 타는 방법도 권장할 만하다. 실내자전거를 구입하면 집에서 수시로 탈 수 있어 여러모로 편리하다. 평소 무릎의 통증으로 운동을 하지 않던 상태에서는 자전거를 연속적으로 2~30분만 타더라도 힘이 든다. 이러한 경우에는 무리하지 않도록 5~10분 정도를 타는데, 오전과 오후로 나눠 수회에 걸쳐 반복하는 게 좋다.

　조금씩 나눠 타다가 다리에 힘이 붙는 것이 느껴지면 10~15분 정도로 시간을 점차 늘려나가도록 한다. 한꺼번에 오랜 시간 타기보다 수시로 나눠 타는 것이 좋기 때문에, 헬스클럽과 같은 곳을 이용하는 것보다는 실내자전거를 사서 집에 비치해놓기를 권한다.

먹으면서 고치는 관절염

형에 대하여

한의원을 처음 개원하고 약재상에 약을 주문했을 당시 약을 배달해주시던 분은 30대 초반의 젊은 사람으로, 어릴 때부터 약재 일로 잔뼈가 굵은 분이셨다. 그는 말수가 적고 성실하며 야무져 보여 쉽게 호감이 가는 스타일이었다.

그런데 그해 여름, 날씨가 더워지면서 반소매 티셔츠를 입고 온 그분의 모습에 깜짝 놀라 입이 다물어지지 않았다. 왼팔에 비해 오른쪽 팔의 알통이 기형적으로 커서 짝퉁 뽀빠이처럼 우스꽝스러웠기 때문이었다.

상대방의 기분이 상하지 않도록 조심스레 그 이유를 물어보았더니, "어릴 때부터 약을 많이 썰어서 이렇게 오른팔 알통이 굵어졌습니다."라는 답을 들을 수 있었다. 그날 나는 그분의 팔이 보여준

노동 강도에 마음속으로 고개를 숙이는 한편, 많은 생각을 하게 되었다.

'심통성정(心統性情)'이라, 마음의 체(體)는 성(性)이고 마음의 용(用)은 정(情)이다. 즉, 본성은 내재되어 있고 응사물이발어외(應事物而發於外)하는 정(情)이 있는 것이다. 이러한 마음이 움직여 결정하는 바에 의해 현상으로 드러나는 것이 바로 태(態 : 태도, 행위)이며 그 태의 결과물로 굳게 형성되는 것이 바로 형(形)이다.

이러한 과정이 맞는다면, 거꾸로 형상[形]을 통해 어떤 행동[態]이 있었나를 추론하고 다시 그 행동이 출발하게 된 마음자리[情과 性]가 어떠한가까지 엿볼 수 있다. 즉, 팔의 근육이 부푼 모습[形]을 보고 지속적으로 작두질을 한 행동[態]을 유추하고, 열심히 일해서 돈을 벌려는 마음[情性]까지 알게 되는 것이다. 즉, 지도지사(知道之師)는 물 흐르듯 진행되는 성정태형(性情態形) 과정의 결과물인 형만 보고도 형태정성(形態情性)의 역순으로 복기(復碁)할 수 있다.

본초를 인식하는 형색기미(形色氣味)의 방법론에서 형이 첫 번째가 되는 이유도 바로 이것이다. 그 형을 보고 심지어 그 본성(本性)까지 알 수 있다. '콩 심은 데 콩 나고, 팥 심은 데 팥 난다.'는 말처럼, 콩은 콩의 형을 벗어날 수 없고 팥은 팥의 형을 벗어날 수 없다. 만물은 소품(所稟)한 것에 따라 그 모습이 드러나며, 우리는 그 모습을 보고 본성까지 들여다볼 수 있다. 코뿔소의 뿔 모습을 보고, 부평초의 둥근 잎 모습을 보고, 인삼의 뿌리 모습을 보고 각각의 성질(性質)을 유추한다. 심지어 녹용의 품질도 그 모양[形]만으로 상품과 하품으로 나눌 수 있다.

우리는 음양(陰陽)과 오행(五行)이라는 인식 방법론으로 사물을 관찰한다. 즉, 목금(木金)의 대대(待對)에 의해 그 형이 길어지고 화수(火水)의 대대에 의해 그 형이 둥글어짐을 알 수 있다. 그리고 토(土)는 스스로 주장하는 형상이 없고 목화금수의 행위(行爲)를 도와주고 있다. 길어지고 둥글어지는 것이 간단해 보이지만, 만물의 형상은 모두 이 두 가지로 단순화될 수 있다.

『황제내경』의 '오운행대론(五運行大論)'에서 말한 바처럼, "수(數)로는 10이며 추(推)해서 백(百)이 되고, 수해서 천(千)이 되고 추해서 만(萬)이 된다(數之可十 推之可百 數之可千 推之可萬)" 하는 것도 결국은 음양에서 출발하기 때문이다. 그래서 목금과 화수의 작용 내에서 모든 형의 설명이 가능한 것이다.

코뿔소의 뿔을 보고 금목(金木)이 공대(共大)하며 금(金)이 주도하는 것을 알 수 있고, 사슴의 뿔을 보고 목금(木金)이 공대하며 목(木)이 주도하는 것을 알 수 있다. 수련의 둥근 잎을 보고 화수(火水)가 공대하며 화(火)가 주도한다는 것을 알 수 있고, 상추의 둥근 잎을 보고 수화(水火)가 공대하며 수(水)가 주도한다는 것을 알 수 있다.

형은 시간의 변화에 따라서도 그 모습을 달리한다. 봄과 여름에는 그 모습이 커지는 듯하나 실상은 평면으로 얇아지고 가늘게 흩어지는 것이고, 가을과 겨울에는 움직임이 줄어들지만 실제로는 입체로 굵어지며 두텁게 모이는 것이다.

3장 음식으로 마디를 튼튼하게

여기서 소개하고자 하는 음식들은 모두 교질이 풍부하다. 교질은 끓여서 물에 녹으면 교(膠)가 된다. 교는 식으면 수분을 잔뜩 머금은 겔 상태를 유지하는데, 이처럼 체내 교질도 건강한 물을 잘 보호하고 유지시키는 힘이 있다. 이때 건강한 물이란 달리 표현하면 '생명의 물'이라고도 할 수 있다.

'생명의 물'은 갓난아기일 때 가장 풍부하다. 그러다 점차 나이가 들면서 '생명의 물'은 줄어들고 몸은 늙어간다. 이때 늙는다는 것은 곧 '생명의 물'을 보지(保持)하는 힘이 떨어진다는 뜻이다.

동양 학문에서는 인간의 일생을 한 방울 물의 여정으로 보고 있다. 북방 일태극수(一太極水)가 동남(東南)에서 자기의 형체를 불려 나가다가 정남방을 극점으로 그 형체의 자람을 멈추고 서북(西北)

으로 다시 수렴한다는 것이다. 정남방까지 확장된 한 방울의 물은 크기는 커졌지만 처음 출발할 때보다 많은 오탁(汚濁)을 가지고 서북으로 넘어가 수렴하면서 점점 더 흐려지고 활력이 떨어진다.

맑고 건강했던 한 방울의 물이 점차 탁해지고 흐려지는 과정은 갓난아기가 점차 자라고 어른이 되어 늙어가는 인간 삶의 과정과 같다. 인체는 70%(신생아는 90%)가 물이다. 우리 몸에 물이 없는 곳이 없지만 '생명의 물', 가장 건강한 물은 특히 인체의 결합조직을 이루는 교질 속에 숨어 있다. 교질의 변화 과정이 곧 인간 일생의 여정인 셈이다.

의학적으로도 갓난아기의 몸과 노인의 몸은 전혀 달리 인식된다. 갓난아기와 노인의 뚜렷한 차이는 바로 '생명의 물'에 존재한다. 어린이는 노인에 비해 '생명의 물'을 가진 결합조직이 풍부하고 건강하다. 예를 들면, 어린아이는 어른에 비해 체중 대비 훨씬 넓은 피부 면적을 가지고 있다. '생명의 물'을 가진 진피조직이 상대적으로 많고 교질도 건강하여 피부가 탱탱하다.

피부뿐만 아니라 뼈도 마찬가지이다. 풍부한 교질로 뼈가 부드럽기까지 한다. 뱃속의 태아는 임신 초기에는 거의 연골로 이루어졌다가 점차 골화(骨化 : 칼슘 등의 무기질이 교질에 섞이면서 점차 단단한 뼈로 바뀌는 과정)된다. 갓 출산한 아기는 물덩어리와도 같은데, 아기가 자라는 것이 바로 골화의 과정이다. 한 방울의 물이 점차 자기의 형체를 키우는 과정과 흡사하다.

그러다 성장의 정점에 다다르게 되면 '생명의 물'은 줄어들기 시작한다. 교질의 영양 상태도 나빠지게 되고 전신의 결합조직들은 물이 뿌리로 돌아가버린 가을 나뭇잎처럼 거칠어진다.

그동안 우리는 '생명의 물'을 머금고 있는 교질에 대해 너무나 무지했다. 사실상 우리의 식습관만 조금 바꾸어도 충분히 보충할 수 있는 게 교질이다. 가장 완고하고 변하지 않는 것이 식습관이라는 것을 모르는 바는 아니지만, 음식을 통해 평상시 교질을 보충할 수 있다면 그것보다 좋은 일이 어디 있겠는가?

이미 퇴행성관절염은 교질의 손실과 약화에서 오는 질병이라 밝혔다. 식이를 통해 교질을 섭취하는 것은 운동과 더불어 퇴행성관절염을 다스리는 가장 훌륭한 방법이다.

통째 먹기

벌써 여러 해 전의 일이다. 상해중의약대학과의 학술 교류차 상해를 자주 다닐 때였는데, 당시만 하더라도 중국 음식이 익숙하지 않아 비행기를 타기 전 공항에서 일회용 김치나 김이며 간단한 안주거리를 사서 탑승했더랬다.

한번은 안주용 멸치를 사서 중국인 친구랑 만난 자리에서 꺼내어 맥주랑 함께 먹었다. 그런데 그 친구가 멸치대가리에 빨간 고추장을 찍어 내 입에 쏙 들어가는 것을 보더니 움찔하면서 놀라는 것이었다. 그 친구의 눈에는 말린 물고기를 굽지도 않고, 그것도 통째로 새빨간 그 무엇에 찍어서 먹는 것이 야만인처럼 보였던 모양이다. 웃

먹으면서 고치는 관절염

으면서 맛있으니 먹어보라 권했지만 손사래를 치며 사양했다.

그날 저녁 그 친구가 저녁식사를 샀는데, 여러 가지 요리 중에 다소 특이해 보이는 음식이 있었다. 넓은 접시에 빨래집게같이 생긴 것들이 수북이 쌓여 있는 듯한 모양새였다. 그 친구는 빨래집게를 집더니 맛있게 쪽쪽 빨아먹었다. 그러더니 "아주 맛있다."며 하나를 집어 나에게 권했다.

"그게 뭔데?"

"오리주둥이야."

으악~.

그날 우리는 식습관의 완고함, 그리고 '너와 나'가 다름에 대한 이해와 관용을 배웠다. 오리주둥이에 붙은 살이 몹시 흐물거린 것으로 기억되는데, 아마 교질이 풍부한 음식이었던 것 같다. 내가 먹은 멸치나 그 친구가 먹은 오리주둥이나 결국 교질이라는 공통점이 있었음을 깨달으며 서로 참으로 좋은 것을 권했다 싶었다.

사실 멸치는 통째 먹기, 즉 전체(全體, whole body)를 섭취할 수 있어 최고의 영양식품으로 꼽힌다. 특히 뼈째 먹을 수 있어 칼슘도 섭취하고 골다공증에 아주 좋다고 알려져 있다.

그러나 전체 섭취의 비밀은 다른 데 있다. 바로 교질의 섭취이다. 멸치가 그 크기는 작아 보이지만 돋보기로 보면 붙어 있어야 할 것이 다 존재한다. 대가리도 있고 눈도 있고 꼬리와 지느러미까지 있다.

멸치를 구워 살만 파먹기 곤란하니까 통째로 먹게 되는데, 그 과정에서 알게 모르게 교질이 풍부한 껍질, 비늘, 뼈, 대가리, 지느러

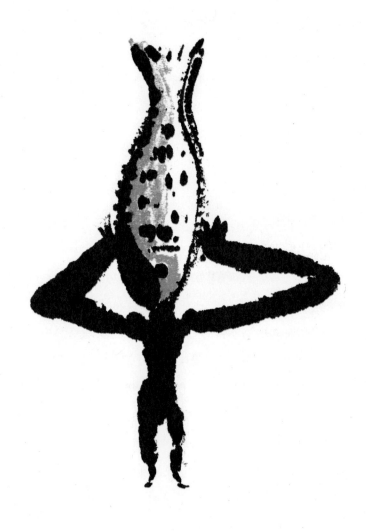

멸치는 통째 먹기, 즉 전체(全體, whole body)를 섭취할 수 있어
최고의 영양식품으로 꼽힌다. 특히 뼈째 먹을 수 있어
칼슘도 섭취하고 골다공증에 아주 좋다고 알려져 있다.

먹으면서 고치는 관절염

미, 내장 등을 모두 섭취할 수 있게 된다.

가을 전어도 마찬가지이다. '가을 전어 대가리엔 깨가 서 말', '전어 굽는 냄새에 집나간 며느리가 다시 돌아온다.', '가을 전어는 며느리 친정 간 사이에 시아버지 시어머니가 문 걸어 잠그고 먹는다.'는 말이 있는데, 가을 전어는 회로 먹는 것보다 연탄불에 구워 먹어야 제맛이다. 전어 기름이 연탄에 떨어지넌서 냅고 구수한 연기가 나면서 노릇노릇하게 굽히기 시작하면 입에 침이 고인다.

잘 익은 전어는 꼬리를 잡고 대가리부터 입에 넣고 씹기 시작하다가 꼬리까지 통째로 꿀꺽 삼켜야 제대로 먹었다 할 수 있다. 가을 전어의 고소함은 전적으로 껍질, 대가리, 지느러미, 내장, 뼈 등에 숨어 있는 교질의 깊은 맛이다.

유럽인들과 동양인의 하루 칼슘 섭취량을 비교해보면 유럽인이 약 1,000mg으로 동양인에 비해 약 2배 정도 많다. 서양인들은 우유와 치즈, 풍부한 육식을 하므로 당연한 결과일 것이다. 그런데 그들이 동양인들에 비해 골절률이 훨씬 높고, 특히 노인의 골절률은 2배 이상이라는 뜻밖의 통계 결과가 나왔다.

이에 의문을 품은 학자들은 동양인의 식생활에서 그 이유를 찾으려고 노력했는데, 해답을 동양인이 즐겨먹는 해조류로 결론지었다. 해조류에는 단백질의 일종인 펩타이드(peptide)가 결합되어 있어 칼슘의 흡수를 돕는다는 내용이었다.

해조류가 몸에 좋은 것은 당연하지만, 이들 학자들은 핵심을 빗나가버렸다. 서양인들이 칼슘 섭취에 비해 골절이 많은 이유는 다름이 아니라 주식으로 먹는 육식의 대부분이 살코기 위주이기 때문이다. 즉, 뼈와 껍질 등 교질이 풍부한 결합조직은 거의 대부분 식용하지 않는다는 데 진짜 이유가 존재한다. 서양인들이 뼈나 관절을 위해 칼슘을 많이 먹기는 해도 그들의 식탁에는 칼슘을 반죽하여 잡아줄 교질이 부족했다.

우리나라는 소를 잡으면 머리부터 발끝까지 다 먹었다. 소의 부위별 이름이 두루두루 존재하고 요리 방법도 갖가지이다. 술자리에서 이윤(伊尹)*의 탕(湯)을 이야기하고 우리의 뛰어난 요리 문화에 대해 한참 설명했더니, 가만히 듣고 있던 모 대학 국문학과 교수 친구가 말하길, 가난해서 그렇단다.

---

*신농은 전설상의 인물이어서, 역사상 실존하는 인물로서 한의학의 비조는 바로 이윤이라 할 수 있다. 그는 식의(食醫) 겸 약의(藥醫)로서 음식과 약을 통해 병자를 고치고, 병자를 고치는 지혜로 탕왕을 도와 은나라를 개국하는 명재상이 되었다. 기원전 약 1760년경 탕왕을 도와 하나라의 걸왕을 정벌하고 은나라를 일으킨 개국공신 이윤의 행적은 『사기』, 『여씨춘추』 등에 기록되어 있고 사서 중의 하나인 『맹자』에도 언급되어 있다.

『여씨춘추(呂氏春秋)』에는 탕왕과 이윤의 문답이 소개되어 있는데, "탕왕이 오래 살 수 있는 방법을 물으니 이윤이 대답하기를, 새로운 것을 쓰고 낡은 것은 버려 기육(肌肉)이 통창(通暢)하게 되면 정기가 나날이 새로워지고 사기는 모두 없어져서 천 년을 누릴 수 있다."고 하였다. 의학적으로는 부정거사(扶正祛邪)의 의미이지만, 정치적으로는 폭군 걸왕을 벌하고 새로운 세상을 세워 천 년의 기틀을 세운다는 뜻으로도 볼 수 있다. 이를 통해 의사인 동시에 위대한 정치가로서의 이윤의 면모를 유추해볼 수 있다.

또 『통감(通鑑)』에서는 "이윤이 탕왕을 도와 걸을 벌하였으며, 백성들의 질병을 걱정하여 『탕액(湯液)』을 지었으니 한열온량(寒熱溫涼), 산고감신함(酸苦甘辛鹹), 경청중탁(輕清重濁), 음양승강(陰陽升降), 십이경락(十二經絡)의 귀경(歸經) 등 약재의 성미(性味)를 훤히 알았다. 지금 의사들이 약성을 말하는 것은 모두 이윤으로부터 시작한 것이다."라는 기록이 나와 있다.

식약(食藥)은 한 뿌리에서 나왔다. 즉, 독성이 거의 없는 본초 중에 단맛[甘味]을 위주로 상복(常服)할 수 있는 것은 음식으로 응용하고, 산고감신함(酸苦甘辛鹹)의 편중이 크며 강한 개성을 지닌 본초는 약으로 응용한다. 이윤이 요리사인 동시에 의사로서, 본초서이며 약물서적인 『탕액(湯液)』을 저술할 수 있었던 이유이다.

먹으면서 고치는 관절염

상황이야 어찌되었든 통째 먹기의 비밀은 바로 교질에 있음을 직시해야 한다. 서양의학에서는 칼슘에 대한 연구가 많지만 교질의 작용기전에 대한 연구는 별로 없다. 미국인이나 유럽인들도 탕을 배우기 위해 이윤의 고정(古鼎)*이 필요할 듯하다.

탕과 교

탕(湯)이란 '끓이다'와 '끓인 물약인 약탕', 그리고 '은나라의 시조인 탕왕의 이름' 등을 뜻한다. 즉, 탕이란 '물과 불'을 이용해 '그 무엇'을 끓이는 행위이다. 여기서 우리는 탕이 가지고 있는 토의 의미를 다시 살펴보자.

문왕팔괘의 정남방에는 불[火]인 '리'가, 정북방에는 물[水]인 '감'이 각각 자리하고 있다. 비유하자면 한 알의 씨앗이 정북방에서 발아하여 동남을 거치며 가장 크게 자라는 곳이 정남방이다. 정남방을 지나 서북으로 넘어가면 기운을 수렴시키며 다시 한 알의 씨앗으로 돌아간다. 이와 같은 씨앗 한 알의 여정은 식물도, 동물도, 인간도 모두 같을 수밖에 없다. 우주의 운동이란 한 알의 씨앗처럼 삼라만상이 팽창과 수축을 끊임없이 반복하는 과정이라 볼 수 있다.

오행(五行)에서는 삼라만상이 한 방울의 물(水)이라고 본다. 즉,

---

*이윤의 고정(古鼎 : 솥)은 단순하지만 그 뜻이 깊다. 솥은 음식을 요리하기도 하지만, 약물을 끓여 탕약을 만들 수도 있다. 음식의 요리는 태평한 시대의 처방이고 본초의 탕약은 난세의 처방이다. 의식(醫食)이 둘이 아닌 것이다. 이윤은 정(鼎)으로 탕을 끓여 치인(治人), 치병(治病)하고, 그 이치로 치세(治世)의 대도(大道)를 펼치니, 결국 탕(湯)이 천하를 얻고 성탕(成湯)이 되었다.

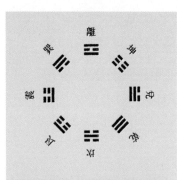

문왕후천괘위도(文王後天卦位圖)

문왕팔괘의 정남방에는
불[火]인 '리'가, 정북방에는
물[水]인 '감'이 각각 자리하고 있다.

우주의 운동은 한 방울의 물이 일음
일양(一陰一陽)하면서 일으키는 거대
한 환상의 파노라마인 것이다. 여기
서 정북방의 물에게 생명력을 부여하
고 운동을 일으키게 하는 원동력은
정남방의 불이다. 불은 팽창을 주도
하고 물은 수축을 주도하며 음양운
동을 일으킨다. 그러므로 물은 삼라
만상의 형(形)을 이루는 어머니이고,
불은 삼라만상의 기(氣)를 이루는 아
버지이다.

그런데 탕이란 물과 불로 약이나 음식을 끓이는 행위이다. 즉, 오
행에서 바라보면 탕이란 철학적 물과 불의 현신(現身)인 물과 불을
통해 약이나 음식의 본성을 뽑아내는 행위이다.

- 약재를 솥[鼎]에 넣고 물을 붓는다.
→ 이는 한 알의 씨앗이 정북방에서 출발하듯 어머니인 물
  속에 약재를 담그는 일이다.
- 솥에 불을 때면 물이 끓기 시작한다.
→ 이는 아버지인 불의 도움으로 약재가 동남방의 여행을
  하는 것과 같다.
- 약재의 찌꺼기가 흐물흐물해질 때까지 끓인 후 불을 끈다.

먹으면서 고치는 관절염

→ 이는 물과 불로써 약재의 기(氣)를 미분(微分)하는 과정
으로, 마치 정남방 무극(無極)에서 형은 사라지고 기만으
로 바뀌는 것과 같다. 그 기가 물에 담겨 약액(藥液)이 된
다. 실제로는 약재의 형색기미(形色氣味)가 물로 전사(轉
寫)되었다고 볼 수 있다.

이러한 과정이 약을 전탕(煎湯)하는 오의(奧義)인데, 식물성 약재인
경우 약물의 기를 위주로, 동물성 약재인 경우 약물의 기뿐만 아니라
형도 함께 용해되는 경우가 많다. 특히 동물성 약재를 약한 불로 장
시간 달이면 약재의 형질(形質)이 물에 용해되는데, 이는 정남방 형이
극도로 분열되어 기로 미만(彌滿)한 무극(無極)의 모습을 잘 보여준
다. 물처럼 보이는 동물성 약재의 전탕액이 차가워지면 묵처럼 바뀌
는 모습에서, 무형의 무극에 서북의 수렴 기운이 조금이라도 내려오
면 바로 유형으로 그 모습을 드러내는 상황을 유추할 수 있다.

동물성 약재를 약한 불로 장시간 전탕하여 얻은 것이 바로 교제
(膠劑)이다. 그러므로 교제는 그 자체가 물과 불의 협력에 의해 극도
로 미세하게 분열된 동물성 약재의 원형질이라 할 수 있다. 교제는
동물의 피(皮), 각(角), 골(骨), 갑(甲)에 들어 있는 '몸'의 원형질을 물
과 불의 도움으로 추출한 약이다.

극도로 미세하여 열을 받으면 물로 바뀌는 '몸'의 원형질이 인체에
투약되면 인체를 채워주는 것은 당연지사다. 교제가 보약(補藥)의
첫 번째로 꼽히는 이유이다. 교제는 관절뿐만 아니라 '물이 빠지고

(진액이 마름) 구멍이 넓어지는(골다공증)' 등 부족하여 생긴 인체의 제반 질환에도 탁월한 보충제가 된다.

곰탕

1939년 중국의 은나라 유적지 은허(殷墟)에서는 어마어마하게 큰 솥이 발굴되었다. 은나라 후기에 만들어진 것으로 높이 133cm, 길이 110cm, 무게가 무려 875kg에 이르는 대방정(大方鼎)이었다. 이 솥은 '후모무대방정(后母戊大方鼎)'이라 불리는데, 은허에서 출토된 정(鼎)* 중에서 가장 클 뿐 아니라 세계적으로도 유례가 없을 정도로 큰 청동기 중의 하나이다.

은허 후가장(侯家莊)의 1004호 분묘에서 출토된 방정(方鼎)은 우리에게 더욱 큰 감동을 안겨준다. 방정의 옆면에 소의 얼굴과 사슴의 얼굴이 사실감 넘치게 새겨져 있는데, 이 때문에 '소얼굴 문양 방정(牛方鼎)', '사슴얼굴 문양 방정(鹿方鼎)'이라고 불리기도 한다.

은나라의 정(鼎)에 이렇듯 관심을 두는 이유는 퇴행성관절염을 다스리는 모티브를 제공하기 때문인데, 거대한 옛 솥[古鼎]과 그 솥에서 끓여진 탕(湯)이 암시하는 보법(補法)의 메시지는 이 시대 퇴행성 질환의 치료에 새로운 지평을 밝혀주고 있다.

역사상 가장 위대한 요리사이자 한의사는 바로 이윤이고, 옛 솥

---

*정(鼎) : 속이 깊고 서너 개의 다리가 달린 취사용 솥을 일컫는다. 청동기 중 가장 중요한 기물(器物)인 정은 육류를 삶거나 끓이는 도구로서, 세발 달린 둥근형 원정(圓鼎)과 네발 달린 사각형 방정(方鼎)이 있다.

먹으면서 고치는 관절염

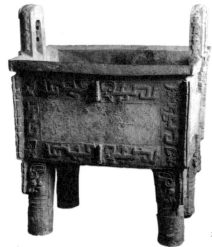

대방정

높이 133cm, 길이 110cm, 무게가 무려 875kg에 이르는
대방정(大方鼎)은 은허에서 출토된 정(鼎) 중에서 가장 클 뿐 아니라
세계적으로도 유례가 없을 정도로 큰 청동기 중의 하나이다.

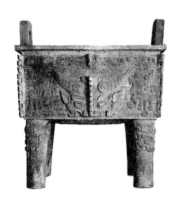

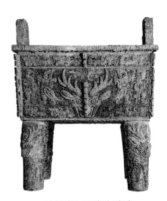

소얼굴 문양의 방정

사슴얼굴 문양의 방정

은허 후가장(侯家莊)의 1004호 분묘에서 출토된 방정(方鼎)은
옆면에 소의 얼굴과 사슴의 얼굴이 사실감 넘치게 새겨져 있다.

의 정신을 이어받은 대표적인 음식은 탕이다. 탕은 우리 민족 고유의 음식으로, 곰탕·설렁탕·조개탕 등 그 종류도 다양하며 일상적으로 먹는 이들 탕은 약도 될 수 있는 대표적인 음식군이다. 한약을 환자에게 투약할 때, 각종 제형 중 대표적인 제형이 탕인 것도 이와 무관하지 않다.

음식으로 먹는 탕은 그 재료가 감미(甘味) 위주로 되어 있으므로 일용(日用)할 수 있는 식사가 되는 것이고, 한의원에서 약으로 처방하는 탕은 오미(五味)의 편중이 많으므로 질병 치료에는 쓰이지만 음식으로는 일용할 수 없다는 차이가 있을 뿐이다. 식의(食醫)와 약의(藥醫)는 은나라 이윤이라는 하나의 뿌리를 갖고 있다. 그러므로 음식에 탕이 있는 것과 한약 제형에 탕제(湯劑)가 있는 것은 당연하다.

음식으로 먹는 탕도 주재료가 있고 거기에 맵고[辛味], 짜고[鹹味], 쓰고[苦味], 신맛[酸味]이 나는 여러 양념이나 보조 재료들이 가미(加味)된다. 모든 음식 재료는 약성(藥性)을 가지고 있으므로, 뛰어난 요리사라면 주재료의 적절한 선택과 거기에 보조 재료의 가감(加減)으로 각종 질병을 고칠 수 있는 것은 물론이다. 인기 드라마 〈대장금〉의 스토리는 한의학의 입장에서 보면 당연한 풍월이었다.

탕의 주재료는 보통 소나 닭처럼 동물성인데, 이들은 단맛[甘味]으로 보중온보(補中溫補)하는 경우가 대부분이다. 즉, 양념을 치지 않은 주재료의 탕액(湯液)은 음식인 동시에 대표적인 보약(補藥)의 기본이 되고 있다. 나이가 들면서 관절이 약해지고 퇴행성 변화가 왔을 때, 제일 먼저 찾아야 하는 첫 번째 음식이 바로 곰탕인 이유

먹으면서 고치는 관절염

도 이에 있다.

곰탕은 소의 사골(四骨 : 소의 네 다리 뼈)을 정에 넣고 밤새 정성껏 고아 다려낸 탕이다. 밤새 고아 잘 다려진 국물을 차게 식히면 기름층이 위로 뜨게 되는데, 기름은 고지혈증 등을 유발할 수 있으므로 반드시 걷어내야 한다.

기름을 걷어내고 남은 국물은 묵처럼 잉기게 되는데, 이것이 사골에서 우러나온 순수한 섬유상 단백질 덩어리로서 바로 교(膠)이다. 사골은 소의 다른 잡뼈에 비해 많은 교질을 함유하고 있어서, 사골로 고은 곰탕은 풍부한 교질(膠質)을 담고 있는 관절과 뼈의 보약이라 할 수 있다. *

우리는 퇴행성관절염에 이윤(伊尹)의 정신이 그대로 담긴 민족 고유의 음식인 곰탕을 권한다. 가까운 식당에서도 쉽게 사서 먹을 수 있는 설렁탕, 교질이 풍부한 도가니탕도 마찬가지이다. 특히 무릎의 교질이 어떻게 생겼나 궁금한 분들은 도가니탕을 자세히 관찰해 보면 된다. 이들은 진액이 빠지고 교질이 손상된 퇴행성관절염을 다스릴 때 가장 먼저 권할 수 있는 대표적인 보법이다.

---

*최근 모 병원의 인터넷 사이트에 설렁탕, 곰탕, 도가니탕은 지방이 많아 노인성 질환과 퇴행성관절염에 해롭다고 소개되어 있는 것을 본 적이 있다. 이들은 각종 탕 속에 콜라겐이라 부르는, 관절의 연조직 성분과 동일한 교질이 얼마나 풍부하게 들어 있는가를 간과하고 있다. 교질은 뛰어난 영양을 함유한 섬유상 단백질로서 지방이 아니다. 그리고 지방이 많은 탕은 끓인 후 기름층을 제대로 걷어내지 않아서이다. 이들은 칼슘의 섭취와 흡수에 대한 기전 역시 명확하게 밝혀진 바가 없는 현 상황에서 우리 전통 음식을 폄하하는 우(愚)를 범하고 있다. 서양의 영양학자들은 된장이나 김치와 같은 전통 음식도 발암물질이 들어 있다고 하여 온 국민들을 깜짝 놀라게 한 적이 있다. 그들의 학문적 열정은 이해되지만, 왜 하나는 알고 둘은 모르는지 안타깝기만 하다.

전국의 설렁탕·곰탕 주인들을 설설 기게 할 비밀을 한 가지 덧붙이자면, 탕의 진가(眞假)를 가리는 손쉬운 방법으로 식당에서 한 그릇 맛있게 먹은 후 1인분을 포장해서 집으로 가지고 와보는 거다. 그것을 냉장고에 넣어두어 다음날 겔 상태로 엉겨 있으면 제대로 된 탕이고, 그렇지 않으면 요구르트나 다른 이물질을 섞은 거라 판단하면 된다. 엉기지 않는 탕은 당연히 퇴행성관절염에 효과가 없다.

육식동물도 아는 내장의 참가치

약초 공부를 위해 길 없는 산 속을 다니다 보면, 다람쥐처럼 귀여운 놈들만 만나는 것이 아니라 가슴이 철렁 내려앉는 독사를 만나기도 한다. 독이 있건 없건 일단 뱀을 맞닥뜨리면 발이 얼어붙어 걸음을 멈추고 뱀의 움직임을 주시하게 되는데, 인기척을 느낀 뱀의 반응은 제각각이다.

보통 덩치가 큰 뱀은 의뭉스럽게 천천히 여유롭게 사람을 피하고, 덩치가 작은 뱀은 제법 날쌔게 도망간다. 아주 어린 새끼 뱀을 밟을 뻔한 적도 있는데, 새끼 뱀은 얼마나 놀랐던지 기어서 도망가는 게 아니라 몸을 옆으로 틀면서 날아가듯 번개처럼 도망쳐버렸다.

뱀만 아니라 시커먼 멧돼지의 뒷모습을 본 적도 있는데, 놀라서 온몸이 굳는 듯한 두려움이 전신으로 퍼지기도 전에 쿵쿵거리면서 숲속으로 도망가버려 가슴을 쓸어내린 적이 한두 번이 아니었다.

먹으면서 고치는 관절염

이렇듯 깊은 산속 식물과 동물들은 그들 나름대로의 질서 속에서 살아가고 있다. 우리는 그들의 삶을 잠시 구경하는 이방인으로 그들의 삶을 존중하고 방해하지 않으려 조심해야 한다. 어쩌다가 올무에 걸려 죽은 지 오래된 짐승의 시신을 보면 마음이 아프다. 올무를 친 인간은 자기가 어디에 올무를 설치하고 언제 어떤 짐승이 걸렸는지도 모르는 모양으로, 짐승의 시신은 심하게 부패되고 망가져 있는 경우가 많다.

이유도 없이 그냥 죽어 있는 짐승도 가끔 만나는데, 그 짐승을 자세히 살펴보면 육식동물의 식습관을 엿볼 수 있다. 가야산 산속에서 죽은 노루가 발견된 적이 있는데, 다른 외상은 없고 어떤 놈이 내장만 쏙 빼먹은 상태였다. 그것을 본 우리 약초교육원 고문, 가야산 L 선생님은 살쾡이 같은 육식동물의 짓이라고 말했다. 제일 맛있는 것만 먹어치우고 나머지는 버려둔 것이라는 설명이었다.

일본이 한국을 강점했던 시절, 여러 가지 이유로 일본으로 흘러들어간 한국인 노동자들은 지친 노동을 끝내고 일터에서 돌아오면 옹기종기 모여앉아 곱창을 굽고 술잔을 기울이며 향수를 달랬다고 한다. 그 당시 초라한 행색의 한국인 노동자들이 푸줏간이나 도살장에서 버리다시피 하는 내장을 얻어가지고 가는 것을 본 일본인들은 몹시 측은하게 여겼다고 했다.

그랬던 일본인들이 지금 한국에서 가장 별미로 꼽으며 먹는 음식이 곱창구이라 한다. 심지어 곱창을 정력에 좋은 스태미나 식품이라 여겨 '호르몽'이라고도 부른다.

일본인도 그렇거니와, 살쾡이가 내장부터 파먹는 이유는 다름 아닌 바로 교질 때문이다. 내장과 내장 주변 조직에는 살코기에 비해 훨씬 풍부한 교질이 숨어 있다. 동물들은 본능적으로 자기 몸에 유익한 부위를 먼저 먹어치운다. 곱창이나 양구이로 소주를 마시고, 양평해장국이나 청진동해장국으로 속을 풀어본 술꾼들은 살쾡이의 식성과 호르몽이라 부르며 내장에 열광하는 일본인들의 마음을 잘 헤아릴 것이다.

그럼에도 불구하고 내장은 아직 익숙하지 않은 음식이다. 사람들의 습성 중 가장 보수적이면서도 쉬이 바뀌지 않는 것이 식성이다. 어릴 때 굳어진 식성은 평생 바뀌기 힘들 정도이다. 그러므로 내장을 직접 먹기 곤란하다면 오랜 시간 탕으로 고아 그 국물만 먹는 것도 한 방법이다. 약해진 관절을 튼튼하게 하기 위해서는 식성을 바꾸는 노력도 물론 필요하다.

심줄과 골막 버리지 마세요

아이들은 싫어하지만 어른들은 즐겨 먹는 노란 심줄. 등심을 시키면 손바닥만한 고기 가운데쯤 새끼손가락 굵기로의 노란 심줄이 박혀 있는데, 쫄깃하여 묘한 별미로 먹을 수 있다. 묘하다는 말은 맛이 있는 것 같기도 하고 아닌 것 같기도 하고, 몸에 좋은 것 같기도 하고 아닌 것 같기도 한 그러한 느낌 때문이다. 노란 심줄은 교질이 풍부한데, 아직 교질이 풍부한 부위에 대해서는 대체로 '같기도'와 같은 애매모호한 느낌을 갖기 마련이다.

갈비를 구워먹을 때 살을 발라먹고 난 후 뼈에 붙어 있는 질기고 쫀득쫀득한 뼈껍질 같은 것을 먹을 때도 이와 유사한 기분이 든다. 이 부위는 '골막(periosteum)'이라 불리는데, 한때 갈비를 먹는 맛이 질긴 골막을 뜯어먹는 데 있다 했으나 지금은 골막을 뜯어먹는 것을 구차하게 여기기도 한다.

서울 강남의 한 유명한 갈비집에는 갈비를 구울 때 갈비에 붙은 살만 잘라주고 뼈에 붙은 골막은 뼈와 함께 그냥 버린다. 가난한 시절에는 비싼 갈비가 아까워 뼈까지 쪽쪽 빨아먹었지만 지금은 그렇게까지 할 필요가 없다고 생각하는 모양이다. 골막이 먹고 싶어 "뼈 버리지 마시고 구워 주세요."라고 말하고 싶지만, 자린고비 같아 보여 차마 말을 꺼내지 못할 때가 많았다. 특히 식당이 바쁘면 더욱 말을 붙이지 못하게 된다.

그런데 내 몸이 진심으로 원하는 것은 열심히 먹었던 갈빗살이 아니라 뼈에 붙은 골막이라면 어떻게 하겠는가. 특히 퇴행성관절염으로 인해 뼈나 관절 주변의 연조직이 약해졌을 때 더더욱 필요한 것이 갈비뼈에 바짝 붙어 있는 골막이라면 말이다. 사실 갈비에 붙어 있는 골막은 풍부한 교질로 이루어져 있고, '양은냄비 구멍 나면 양은으로 때운다.'는 원리에 부합하는 훌륭한 음식이다. 그러므로 갈비를 먹을 때는 체면 불구하고 옛날 방식대로 뼈까지 구워 하모니카 불듯 뜯어 먹어야 건강에는 제격이다.

모택동 식탁 위의 돼지껍질

하늘을 닮아 하나가 되고자 하는 마음은 대동(大同)이라 할 수 있고, 땅을 닮아 각자 자기의 주장을 펼치고자 하는 마음은 각립 (各立)이라 할 수 있다. 대동은 우주의 원운동에서 좌선(左旋)하며 상생하는 과정에서 생기고, 각립은 우행(右行)하며 상극하는 과정 에서 생긴다. 천지가 좌선과 우행을 하며 조화를 이루어 만물이 탄 생하므로, 만물은 대동과 각립의 뜻을 함께 가지며 어느 한쪽으로 만 치우칠 수 없는 것이 삶의 본질이다. 대동과 각립을 오른발 왼발 로 줄 타듯 아슬아슬 살아가는 것이 도(道)의 본질이다.

호선지심(好善之心)이 인지상정이라, 인류 역사상 대동을 이야기 하는 이들의 목소리는 항상 클 수밖에 없었다. 상생뿐만 아니라 상 극도 '길'의 절반이라는 걸 그들이 아는지 모르는지 알 수 없지만, 자칭 타칭 소위 휴머니스트들은 대동에 열광할 수밖에 없었다. 눈 에 보이지 않는 것을 나누는 종교*는 항상 대동을 이야기하고, 대 동에 성공했지만 눈에 보이는 것을 나누어야 하는 정치나 경제의 실 생활에서는 대동의 성공은커녕 실천도 어려웠다.

마침내 20세기 초, 정치·경제적으로 대동의 하늘나라를 지상에 건설하고자 하는 시도가 있었으니 러시아의 볼셰비키혁명을 시작

---

*'religion'을 '종교(宗教)'라고 번역하는데, 엄밀하게 이야기하면 두 단어는 동일한 의미가 아 니다. religion은 relation과 동일한 어원에서 나온 파생어로서, 그 의미상 인간과 신의 관계 설 정을 내포하고 있다. 하지만 종교는 '가장 큰 가르침'이라는 의미로서, 신(神)이라는 전제가 필 수적이지는 않다. 따라서 유교나 불교를 religion이라 한다면 다소 무리한 해석이 될 것 같다.

먹으면서 고치는 관절염

으로 중국 전역을 붉게 물들인 모택동(毛澤東)의 대장정이 그것이다. 모택동은 결국 대장정의 성공으로 장개석(蔣介石)을 대만으로 몰아내고 중국 대륙을 통일시킨다. "그대 돈이 내 돈이고 내 돈이 그대 돈"이 되는 공산(共產)이라는 놀라운 세상을 만든 것이다. 물론 줄타기를 왼발로만 하겠다니, 오른발 왼발[一陰 一陽]을 번갈아 가며 줄을 타는 것이 올바른 것이라 이르는(謂之道) 음양의 이지에는 맞지 않았지만 말이다.

모택동은 현재 사용되고 있는 중국 돈 100원(가장 고액권으로 우리나라 돈 약 14,000원에 상당)의 모델로도 등장하고 있다. 100원짜리 지폐 속의 모택동은 모든 인민의 손에 골고루 나누어지고 싶은 꿈을 꾸고 있는 듯하다. 고액권 100원의 모델이라서인지, 여태껏 중국 인민들의 사랑을 받고 있는 모택동의 통일 중국은 진시황의 통일 제국보다 더 넓은 영토로 중국 역사상 가장 큰 나라를 이루었다.

다른 것은 차치해두더라도, 밤 새워 일을 하고 새벽이면 잠자리에 들었던 모택동의 특이한 생활 습관과 그의 식사 내용은 눈여겨볼 만하다. 모택동은 십억 명이 넘는 중국 인민을 이끈 지도자로서, 그의 건강 관리는 일개인의 문제가 아니라 국가 전체의 안위가 달린 중대사라 여겼음에 틀림없다. 당연히 그의 식단은 최고의 건강 유지를 위해 한의사(中醫), 양의사(西醫), 영양사 등이 머리를 맞대고 짜냈을 것이라 짐작된다.

모택동은 밤을 새워 새벽까지 서류를 결제하거나 각종 업무를 마친 후 동틀 무렵 식사를 한 것으로 유명한데, 그때 즐겨 먹었던 음식이 그 어떤 산해진미도 아닌 '돼지껍질'이었단다. 모택동은 붉은 고추를 넣어 볶은 돼지껍질을 배가 터질 정도로 포식한 후 잠자리에 들곤 했다.

중국 요리의 메뉴판에서 그냥 고기 육(肉)이라 쓰여 있으면 돼지고기를 뜻한다고 보면 된다. 소고기나 양고기와 같은 경우 우육(牛肉), 양육(羊肉)이라 따로 구분하여 표기하기 때문이다. 그만큼 돼지고기는 중국인에게 보편적인 고기이고 중국 남부 호남성(湖南省)의 농촌 출신인 모택동이 일용할 만했다. 그래도 우리나라 식당에서는 가장 싼값에, 그것도 특이한 식이 취미를 가진 사람들을 위해 일부 선술집에서나 팔리는 돼지껍질이 모택동의 영양식이었다는 것은 쉽게 이해되지 않는다.

이 즈음 드라큘라를 살펴보면 보다 쉽게 모택동의 식탁을 이해할 수 있을 터이다. 드라큘라는 낮에는 어두운 관 속에 숨어 잠을 자다가, 해가 지고 밤이 되면 '삐걱' 관을 열고 나와 활동한다. 어떤 영화에서는 햇빛을 받은 드라큘라의 피부가 녹아내리며 온몸이 터져버리는 끔찍한 장면을 연출하기도 했다. 드라큘라에게 밝음과 햇빛은 곧 죽음이다. 그의 용모는 검은색 옷을 입고 햇살을 받지 못해 백지장 같은 얼굴을 하고 대체적으로 훤칠한 키에 날씬하다.

이 드라큘라를 한의학적으로 해석해보자. 드라큘라가 햇빛을 보지 못하는 이유는 한마디로 말해 그의 몸이 병적으로 치우친 극도의 양체(陽體)이기 때문이다. 다시 말하자면 음양의 균형이 완전히 망가져서 오로지 음기(陰氣)만 받아들일 수 있는 상태라는 뜻이다. 백

먹으면서 고치는 관절염

지장 같은 얼굴은 한중(寒證)의 외현(外顯)이 아니라 극심한 음허(陰虛)로 인한 양극사음(陽極似陰)인데, 충혈된 눈을 통해 양증(陽證)을 짐작할 수 있다. 외모와는 달리 거의 죽음에 이를 정도로 열증(熱證)인 것이다.

그래서 드라큘라는 어둠 속에서만 활동할 수 있고, 식사도 사람의 피로 보음(補陰)만 한다. 양기(陽氣)가 치성하는 한낮의 태양, 뜨거운 성질을 가진 양성적인 음식인 마늘은 드라큘라에게는 곧 죽음을 뜻한다.

우리 주변에도 낮에는 비실거리다가 밤이 되면 컨디션이 좋아지고 눈빛이 초롱초롱해지는 사람들이 있다. 특별한 이상 징후가 없더라도 그들의 송곳니를 조심스럽게 관찰할 필요가 있을 것 같다. 이들에게는 선지해장국을 권하는 것이 한의학적 이치에 닿는다.

다시 드라큘라와 같은 야행성(夜行性)으로 밤새 일하고 돼지껍질을 즐겨 먹었던 역사적 인물 모택동에게로 돌아가보자. 돼지고기는 그 자체가 이미 음성적(陰性的)인 성질로 양인(陽人)들의 음식인데, 그 중 껍질은 교질이 풍부한 최고의 보음제(補陰劑)이다.

말하자면 돼지껍질은 나이가 들면서 약해지고 부족해지는 교질을 보충하는 대표적인 음식이다. 우리의 시각에서 본다면 모택동은 양인이었음을 알 수 있는데, 그의 건강 관리는 한의사가 주도했을 것이라 여겨진다. 밤낮이 바뀐 비정상적인 생활에다가 혐오 식품(?)을 주식으로 즐기는 그의 식탁을 탐탁케 여길 양의사는 없었을 것이기 때문이다.

저부탕

몇 년 전, 장엽대황(掌葉大黃)의 재배 현장을 파악하기 위해 중국 감숙성(甘肅省) 고산지대를 방문한 적이 있다. 서울에서 비행기를 타고 난주(蘭州)공항에 내려 다시 마이크로버스를 타고 12시간 넘게 흔들거리며 시골길을 달려야 했다. 밤늦게 여장을 푼 시골마을의 허름한 식당에서 갈증을 풀기 위해 시킨 맥주는 병에 먼지가 잔뜩 끼어 있었고 그나마 여름 날씨처럼 미지근했다.

그렇게 첫날밤을 보내고 다음날 새벽에 일어나 보니 일찌감치 우리를 약초밭으로 싣고 갈 차가 대기하고 있는데, 마치 역전의 용사처럼 거칠게 생긴 군용 지프차였다. 고산지대에 있는 약초밭까지 이동하는 산길이 일반차로는 힘들기 때문이라는 설명이었다. 계곡과 골짜기를 덜컹덜컹 멀미하듯 힘들게 흔들거리며 서너 시간쯤 지났을까, 갑자기 길이 평평해지며 지프차가 순해졌다. 어느새 밖은 마치 몽고의 들판처럼 한가하고 한없이 넓고 푸른 고원이 눈앞에 펼쳐졌다.

푸른 고원 저 멀리에는 말들이 태평스럽게 풀을 뜯고 있었고, 하늘에는 뭉게구름이 평화로웠다. 지프차를 타고 산에 오르기 전 마을의 평지가 해발 3,000미터라고 했으니, 우리가 도착한 고원은 해발 3,500미터는 족히 넘어 보였다. 너무나 청명한 햇살에 가벼운 현기증이 나고 처음에는 호흡이 조금 곤란할 지경이었지만, 얼마 지나지 않아 맑고 깨끗한 공기에 온몸의 세포가 기쁘게 눈을 뜨는 듯했다.

장엽대황은 그렇게 길러지고 있었다. 천지 사방이 고원지대이고 주위에 오염원은 눈을 씻고 찾아보아도 없었다. 고원의 토질은 퇴비를 부은 듯 검고 깊었다. 혹시나 해서 우리는 대황을 키울 때 농약이나 비료는 주느냐고 물었다. 중국 농부는 검게 그을린 얼굴에 하얀 이를 드러내고 웃기만 한다. 동행한 현지인의 말에 의하면 농부들이 농약이나 비료를 살 만한 경제적 여유도 없지만, 보다시피 땅이 비옥하고 청징해서 농약이나 비료를 줄 필요도 없다고 한다.

고원의 시골 마을은 마치 1950년대로 돌아간 듯한 착각이 일게 만들었다. 마을의 꼬마들이 여기저기서 나타나더니 처음 보는 외국인들을 신기한 듯 바라보았다. 고원의 맑은 바람이 씻어준 듯 까맣고 투명한 눈동자가 무척 아름다웠다.

그날, 우리를 포복절도하게 만든 마을 어귀 어느 집 대문 앞 작은 개집 얘기는 지나칠 수 없다. 개집 속에 웅크리고 앉아 우리를 노려보던 새까만 개가 우리 일행이 지나가자 갑자기 튀어나와 모두들 깜짝 놀랐다. 다행히 줄에 묶여 있어 튀어나오다 말았지만, 목이랑 가슴까지 묶여 있던 새까만 개는 자세히 보니 개가 아니라 새끼돼지였다. 입에 침을 흘리면서 콧김을 푸푸~ 내품는 새끼 검정돼지가 집을 지키고 있다니, 그 모습이 어찌나 우스웠는지 모두들 배를 움켜잡고 한바탕 웃어댔다.

여염집 안마당 정원에 키우는 모란꽃과 작약꽃이 부인과질환의 명약(名藥)이듯, 우리가 기르는 가축은 인간에게 유용한 짐승들이 대부분이다. 모란이나 작약과 달리 키우는 동물을 잡아먹는다는 것이 마음 아픈 일이긴 하지만, 가축으로 순치(馴致)된 짐승들은 야

생동물에 비해 감미(甘味)와 토기(土氣)가 많아 식용이 가능하며 사람들의 건강에 가장 유익하다.

특히 돼지는 중국 요리의 기본 재료로, 식용으로 가장 많이 사용되는 고기이다. 그리고 특정 부위는 약용으로 이용되는데, '저부(猪膚)'라고 부르는 돼지껍질이 바로 그것이다. 돼지껍질은 한의학 이론체계의 뿌리이면서 최고의 치료경전인『상한론(傷寒論)』에도 등장한다. 저부탕(猪膚湯)은 소음병(少陰病) 하리(下利)로 인해 음허(陰虛)해지고 열화(熱化)되었을 때 나타날 수 있는 인통(咽痛), 흉만(胸滿), 심번(心煩) 등을 치료한다. 저부(猪膚)를 한의학적으로 해석하면, 소음부유지화(少陰浮遊之火)를 소산(消散)시키고 폐신(肺腎)을 자윤(滋潤)시키는 작용을 한다.

쉽게 말하자면, 한사(寒邪)라는 발병인자가 인체의 깊은 곳까지 침범한 상태에서 환자가 지속적으로 설사를 하는 상황이다. 그러한 경우는 설사를 통해 수분과 더불어 진액이 빠져나가 온몸이 바짝바짝 마르게 된다. 이를 음허한 상태라 하고, 그 결과 실열(實熱)이 아닌 허열(虛熱)이 발생하면서 환자는 고통을 받게 된다. 즉, 진액부족(津液不足)으로 목이 말라 아프고 가슴은 답답하여 어쩔 줄 모르게 된다. 발병인자는 한사(寒邪)였지만, 한사가 입리(入裏)하면서 사열(邪熱)로 바뀐 것이다.

이때 돼지껍질은 진액이 생기게 하고 마른 것을 부드럽게 적셔주는 생진윤조(生津潤燥)의 보음제이다. 사열(邪熱)이 환자의 폐신(肺腎)을 압박하면서 목구멍이 아프고 가슴이 답답하고 두근거릴 때

먹으면서 고치는 관절염

'생명의 물'을 담고 있는 돼지껍질이 적셔주는 것이다. 드라큘라의
갈증을 선지해장국이 식혀주듯이….

수정회

『거가필용사류전집(居家必用事類全集)』은 중국 원나라에서 청나
라까지 민간에 널리 유포되었던 책이다. 이 책 속에는 '수정회(水晶
膾)'라는 재미있는 술안주 만드는 법이 실려 있다. 술꾼들이 알면 침
을 흘릴 만한 훌륭한 안주 수정회는 돼지껍질과 생선껍질로 만드는
데, 그 모양이 우무처럼 반투명한 교이다.

그 만드는 방법을 소개하면 다음과 같다.

> 돼지껍질의 기름기를 제거한 후 깨끗하게 씻는다. 돼지
> 껍질 한 근에 물 한 말, 파, 후추, 진피를 조금 섞어 약한
> 불에 고아 껍질을 연하게 한다. 꺼내어 실처럼 가늘게 잘
> 라 처음 끓이던 그릇에 다시 넣어 끓인다. 끓는 물이 짙
> 어지면 면 헝겊을 대고 거른다. 잘 굳어지면 회처럼 썰고,
> 식초를 뿌려 먹는다.

> 수정회를 만드는 또 다른 방법도 있다. 잉어껍질과 비늘을
> 사기그릇에 담고 하얗게 될 때까지 문질러 씻는다. 물을
> 몇 차례 바꾸고 헹군 뒤, 약간의 물을 붓고 파, 후추, 진피
> 를 넣어 흐물흐물해질 때까지 끓여야 한다. 그리고 나서

면 헝겊으로 깨끗하게 거른 후 물고기 부레를 조금 넣고 다시 다린다. 다시 걸러 굳힌 다음 회를 만들면 된다.

교질이 풍부한 돼지껍질과 물고기껍질로 만든 수정회는 술안주만이 아니라 관절을 위한 보약으로도 음용할 수 있는 좋은 식품이다.

교질 풍부한 돼지족발

약초교육원은 경남 거창에 있다. 거창 시내에서도 다시 한 30분은 더 산으로 들어가야 하는데, 말이 교육원이지 2006년 여름에는 그야말로 황량했다. 봄부터 빈 벌판에 물길을 내고 작은 집을 짓고 화장실을 만들고 약초원 둘레에 울타리를 치고, 말 그대로 무에서 유를 창조하는 과정이라 원시인의 생활과 다름없었다.

봄과 여름 내내 낮의 노동으로 땀에 절어 저녁에 샤워를 하고나면, 하늘에 별만 보일 뿐 문명의 이기라곤 아무것도 없었다. 컴퓨터는커녕 TV도 없었기 때문이다. 평상시는 견딜 만했으나 독일 월드컵이 시작되면서부터 아쉬움이 커졌는데, 경기가 보고 싶어 견딜 수 없었던 우리는 결국 차를 몰아 거창 시내까지 나가 여관방을 빌려 경기를 보곤 했다.

여럿 모여 경기를 보자니 맥주가 생각나고, 맥주를 먹자니 안주가 필요했다. 안주를 시키려고 인쇄물을 뒤적거리는데 장충동 왕족

발이 눈에 띄었다. 거창에 웬 장충동 왕족발? 서울에서 여기까지 어떻게 배달해주려고…? 족발은 주문한 지 20분도 채 안 되어 도착했다. 그 맛도 장충동 족발과 비교해 조금도 손색이 없었다. 서울 동국대학교 앞 장충동 사거리에 모여 있는 족발 전문식당들이 그 명성이 높아지자, 전국적으로 체인점을 만든 모양이다 싶었다.

사실 돼지족발은 한국뿐만 아니라 중국에서도 즐겨 먹는 음식이다. 돼지족발 역시 교질이 풍부한 음식으로 식용 및 약용으로 쓰인다.

돼지의 내장망

돼지의 내장망(內臟網)은 말 그대로 내장을 보호하고 지지하는 결합조직이다. 결합조직은 '생명의 물'을 풍부하게 함유하고 있는 교질로 구성되어 있다. 교질은 동기상감(同氣相感)의 원리에 따라 관절뿐만 아니라 피부에도 좋다.

다음의 내용은 중국 요리로 유명한 하림각 사장 남상해 선생이 편찬한 『식경』에 실린 글이다.

> 돼지의 내장망이란 내장과 고기 사이에 있는 한 층의 얇은 피막이다. 이 얇은 피막은 넓게 펴면 마치 정교한 꽃무늬를 수놓은 것처럼 보인다. 이 피막은 아주 커서 잘못하면 찢어질 염려가 있으므로 특별히 조심해야 한다. 얼굴을 깨끗이

씻은 후, 피막을 얼굴에 고르게 펴서 붙이고 20분쯤 지나면 떼어낸다. 이틀에 한 번씩, 2~3번 정도 하고 나면 주름살도 줄어들고 얼굴에 윤기가 돌아 적어도 5년은 젊어 보일 것이다. 이 방법은 상류 가정에 전해져 내려오던 것으로, 일반 서민들은 잘 모를 것이다. 일반인들은 돼지기름을 얼굴에 발랐는데, 그 효과는 내장망에 미치지 못했다. 물론 돼지기름도 피부를 부드럽게는 해준다.

양귀비를 닮은 귀비계

귀비계(貴妃鷄)는 포도주나 소홍주와 같은 중국술을 넣고 볶은 닭날개 요리이다. 닭날개는 살코기가 별로 없고 연골이 많은데, 닭의 다른 부위에 비해 쫀득하고 쫄깃하여 감칠맛이 난다. 이름에서 알 수 있듯이, 귀비계는 중국 역사상 사대 미인 중의 한 사람인 양귀비의 일화에서 연유한다.

양귀비는 원래 당나라 현종의 며느리였으나, 현종이 그녀에게 반하여 갖은 수단을 다해 자기 여자로 취하고 귀비에 봉한다. 어느 날 현종이 양귀비와 술을 마시다가 둘 다 몹시 취하였다. 술에 취한 양귀비가 "나는 하늘을 날고 싶어.(我要飛上天, 중국 발음으로는 '워야오 페이샹티엔')"라고 말했는데, 현종은 '페이샹티엔'이라는 요리를 먹고 싶다는 말로 잘못 알아들었다.

이에 현종은 페이샹티엔 요리를 즉시 가져오라고 명령했는데, 당

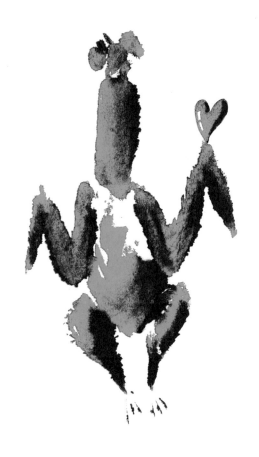

닭날개의 효능

닭날개는 살코기가 별로 없고 연골이 많은데,

닭의 다른 부위에 비해 쫀득하고 쫄깃하여 감칠맛이 난다.

닭날개는 홍콩이나 대만에서는 '비삼(飛蔘)'이라 부르는데,

닭날개가 가지고 있는 강장 효능을 중국인들은 잘 알고 있었기 때문이다.

연히 그것을 만들 수 있는 요리사가 없었다. 그래도 왕명인지라 만들지 않을 수 없어 요리사들끼리 머리를 맞대고 내린 결론은 하늘 높이 나는 독수리로 페이샹티엔을 만들어보자는 것이었다. 그러나 독수리의 살은 신맛이 나서 실패했고 우여곡절 끝에 독수리 대신 닭 날개를 잘라 만든 요리를 올리게 되었다.

요리사가 페이샹티엔이라며 올리자 현종과 양귀비는 맛있게 먹었다. 현종은 다 먹고 난 후 요리를 칭찬하면서 "이 요리의 이름이 뭐냐?" 하고 되물었다. 요리사는 "이 요리가 폐하께서 말씀하신 페이샹티엔입니다."라고 대답했다. 황제와 요리사의 대화를 들은 양귀비는 사태를 짐작하고 웃으면서 말했다. "이 요리는 귀비인 나와 비슷한 점도 많고 나도 좋으니, 앞으로 귀비계라고 부릅시다." 현종도 양귀비의 말에 흡족해함으로써 귀비계라는 닭날개 요리가 탄생하게 되었다.

닭날개는 홍콩이나 대만에서는 '비삼(飛蔘)'이라 부르는데, 닭날개가 가지고 있는 강장 효능을 중국인들은 잘 알고 있었기 때문이다. '닭 날개를 먹으면 바람이 난다.'는 속담도 이 때문이다. 닭날개의 진짜 비밀은 날개에 함유된 풍부한 교질에 있음은 물론이다.

항우는 사라지고 패왕별희는 남고

역사는 승자의 역사이다. 즉, 유방과 건곤일척의 패권 다툼에서 무릎을 꿇은 항우는 전하는 애기와 달리 어리석고 힘만 센 용장만

먹으면서 고치는 관절염

은 아니었다고 한다. 싸움에서 이긴 유방이 통일 제국 한(漢)나라의 고조가 되고 새로운 천하를 열게 되니, 초패왕 항우에 대해서는 결국 나쁜 이야기만 남게 된 듯하다.

사실 패왕 항우는 고정(古鼎)을 한 손으로 들 정도의 힘과 지치지 않는 불굴의 기상을 가진 쾌남이었다. 유방의 계략에 빠져 죽음을 맞이하면서는 사랑하는 여인 우미인의 운명을 비통해하며 "우여, 우여 그대는 어떻게 하나."라는 시를 읊을 정도로 감성적이기도 했다 한다.

항우가 사면초가(四面楚歌) 속에서 마지막을 맞이할 때, 우미인은 "제가 구차히 살아 무엇하리오."라는 노래로 항우의 시에 화답했고 항우의 칼을 뽑아 스스로 자진했다고 한다. 패왕(覇王)은 그렇게 별희[別姬 : 우희(虞姬)와 헤어지다]한다.

중국에는 갖가지 신기한 요리가 다 있는데, 그 중 하나가 이 고사를 딴 '패왕별희(覇王別姬)'라는 요리이다. 자라와 닭을 재료로 만든 탕 요리로, 이때 자라는 초패왕 항우이고 닭은 우미인을 가리킨다. 자라의 강한 힘이 항우와 닮았고, 닭[鷄 : 중국 원음은 '지']과 우미인을 지칭하는 희(姬)의 중국어 발음이 같기 때문이다.

원래 자라는 육질이 거의 없는 편이라 통째로 넣고 곰국을 끓이듯 푹 고아야 한다. 국물이 뽀얗게 우러나고 시원하고 담백한 맛이 나면 자라의 껍질에서 교질이 우러났다고 보면 된다. 자라의 발은 오돌오돌 씹히는 맛이 일품인데, 역시 교질로 이루어져 있다. 결국 패왕별희는 자라탕의 교질을 기본으로 삼아 닭까지 첨가한 강장식

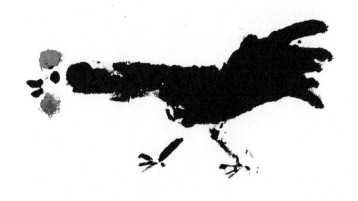

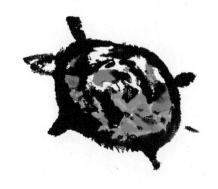

자라와 닭의 만남, 패왕별희

중국에는 갖가지 신기한 요리가 다 있는데, 그 중 하나가 이 고사를 딴
'패왕별희(覇王別姬)'라는 요리이다. 자라와 닭을 재료로 만든 탕 요리로,
이때 자라는 초패왕 항우이고 닭은 우미인을 가리킨다.
자라의 강한 힘이 항우와 닮았고, 닭[鷄 : 중국 원음은 '지']과 우미인을
지칭하는 희(姬)의 중국어 발음이 같기 때문이다.

먹으면서 고치는 관절염

요리이다. 자라는 별갑교(鼈甲膠)를 만드는 한약재이기도 한데, 최상의 교질 식품으로 꼽힌다.

어두육미와 어머니의 사랑

어릴 때 밥상에 생선구이가 올라오년, 어머니는 젓가락으로 생신 살을 정성스럽게 발라 밥 위에 올려주시곤 하셨다. 이제 나이가 들어 우리 아이들에게 그렇게 되풀이하면서 부모님의 마음을 헤아리게 되었다. 어머니는 생선살을 다 발라주시고 대가리와 흐물거리는 생선껍데기와 뼈만 남은 찌꺼기를 입에 넣고 쪽쪽 빠시면서 "생선은 대가리가 더 맛있다."며 위안하셨다. 어린 마음에는 그 말씀이 참말 같기도 하고 거짓말 같기도 했다.

사실 생선에는 껍데기와 뼈에 교질이 집중되어 있다. 그리고 생선 대가리와 내장 주위에도 교질이 분포되어 있다. 결국 생선의 영양과 진미(珍味)는 하얀 속살이 아니라 고소한 껍데기와 대가리에 있었다. 아이들에게는 살만 발라주시고 몸에 좋은 껍데기와 대가리는 어머니가 드신 것이나, 그 진실은 아마 모르시지 않았을까 싶다.

고속도로가 사통팔달로 뚫리면서 전국이 일일생활권으로 가까워졌다. 마음만 먹으면 당일에 한달음으로 우리나라 어느 바다나 여행할 수 있게 되었다. 대관령을 넘는 영동고속도로가 곧게 펴지고 길이 넓어지면서 1시간 정도 더 빨리 동해의 푸른 바다에 다가갈 수 있게 되었고, 대전과 진주를 잇는 대진고속도로도 통영까지 연결되면서 남해도 훨씬 가까워졌다. 게다가 목포까지 이어지는 서해안고속도로는 넓고 긴 서해안의 갯벌, 아름다운 낙조, 맛깔스럽고 푸짐한 상차림, 남도의 훈훈한 정을 한아름에 안겨주고 있다.

이렇듯 우리나라는 삼면이 바다여서 각종 해산물이 풍부하고, 해산물과 관련된 음식도 각양각색이다.

아귀

어두육미라 생선은 대가리가 진미이다. 이제는 그 이유를 아시겠지만, 대가리에는 교질이 풍부하기 때문이다. 그런데 생선 중에 몸의 대부분이 대가리인 생선이 있으니, 그놈이 바로 아귀이다.

아귀의 대가리에는 쫀득쫀득한 교질이 가득한데, 바람 불고 햇살 좋은 날, 하루 이틀만 잘 말려도 입에 씹히는 즐거운 교질의 감촉을 느낄 수 있다. 몸체가 하도 흐물거려 '물텀벙'이라는 별명도 붙어 있는데, 뼈까지도 연골이 많아 맑은 탕을 끓이면 교질이 우러나 시원한 맛을 낸다.

명태대가리, 대구대가리

처가에서 들은 이야기 한 토막. 아내가 어린아이였을 때니 오래전의 일인데, 장인어른이 강아지 한 마리를 사주셨단다. 그런데 그 강아지가 자라면서 무릎이 굽어 제대로 펴지질 않더란다. 굽은 다리로 걷는 강아지를 몹시도 측은하게 생각한 장모님은 고심 끝에 강아지에게 특별식을 마련해주셨다. 그 특별식은 다름 아닌 명태대

먹으면서 고치는 관절염

가리였다. 시장에서 명태대가리를 잔뜩 사서 곰국 끓이듯 끓여서 계속 먹이셨는데, 놀랍게도 어느 날 강아지가 무릎을 펴며 벌떡 일어서더라는 거였다. 그 후 강아지는 튼튼한 네 다리로 건강하게 잘 자랐다고 한다.

이 명태대가리에도 교질이 풍부하다. 명태와 닮은 대구대가리도 마찬가지이다. 대구뽈찜이나 대구뽈쌈을 통해 대구대가리의 풍부한 교질을 맛볼 수 있다. 우리나라에서는 대구살보다 대구뽈이라 부르는 대구대가리가 더 비싼데, 은연중에 교질의 가치를 따지고 있는 것이다.

앞에서도 언급했지만, 미국이나 유럽의 식습관은 교질이 많은 부위와는 거리가 먼 것 같다. 지금은 어떤지 모르지만, 이전에는 미국에서 대구대가리를 '식용'이 아니라 '산업용'으로 수입했다고 한다. 그들의 입장에서 대구대가리는 먹지 않는 것이기에 식용으로 생각할 수 없었다.

명태대가리와 명태뼈, 대구대가리와 대구뼈를 오래 고아 교질이 풍부하게 우러나오면, 해장 음식으로뿐만 아니라 최상의 보양 음식이 된다. 맑게 끓인 대구탕을 냉장고에 넣어두면 교질이 엉기게 되고, 맑은 묵처럼 굳어 있는 것을 볼 수 있다. 그것이 바로 생선의 교질이다. 가자미와 같은 생선도 졸여서 냉장 보관하면 교질이 생기는 것을 알 수 있다.

이처럼 생선의 껍질과 지느러미, 대가리 등에는 퇴행성관절염에 좋은 교질이 풍부하다.

물곰의 진가

강원도는 산이 깊고 높아 약초 공부를 위해 자주 가게 된다. 특히 대관령 주변은 고랭지로서 작은 산이나 위도가 낮은 남쪽에서는 볼 수 없는 약초들이 많아 방문이 잦다. 강원도의 거친 산 속에서 약초를 찾아 헤매다가 하산하는 길, 즐겁게 달뜬 우리들의 마음은 이미 푸른 바다에 가 있다. 강원도 산행은 바로 근처 동해가 있어 언제나 행복하다.

어느 초겨울, 산행을 마치고 내려와 도착한 주문진항 바닷가 어느 식당, 창가 언저리에 자리를 잡고 앉아 소주를 기울이는데 창밖으로 어둑어둑한 하늘 아래 갑자기 눈이 내렸다. 하늘에서 바다로 내리꽂히듯 맹렬하게 돌진하던 흰 눈은 바다에 닿자마자 갑자기 무릎을 꿇고 녹아 스러지는데, 그 모습이 마치 큰소리치던 우리 젊은 날의 기세가 스러지는 듯하여 그날은 괜스레 이유도 없이 울적해지고 한없이 젖어들었다.

술은 달고 마실수록 물처럼 싱거워지는 밤, 우리들의 목소리도 젖어들어 '건너가는 젖은 목소리, 건너오는 젖은 목소리', 그리고 간간이 들려오는 바다의 거친 숨소리, 눈보라 윙윙거리는 소리뿐이었다….

아침에 깨어 내다보니, 바닷가 마을은 첫눈에 덮여 온통 하얗고 하늘은 눈부시게 푸르고 청명했다. 과음하고 깬 다음날은 속이 쓰리고 괴롭지만, 거기가 동해안의 바닷가라면 이야기가 달라진

먹으면서 고치는 관절염

다. 술 마신 다음날 아침 겨울의 동해는 행복하다. 물곰이 있기 때문이다.

주문진항 어시장에 가보면 도무지 물고기 같지도 않은 흉물스러운 놈을 볼 수 있는데, 흐물거리는 모습이 마치 좌판에 코를 풀어놓은 듯하다. 이놈이 바로 물곰인데, 주로 탕을 끓여 먹는다.

물곰은 지역별로 곰치, 물메기 등의 이름으로 혼용되고 있는네, 서해나 남해에 비해 동해안의 물곰이 그 크기가 크고 시원한 맛이 깊다. 물곰은 교질이 풍부한 물고기로, 껍질과 뼈 사이에 많은 교질을 함유하고 있다. 물론 신선할수록 뼈 사이 교질은 더욱 풍부하다.

뼈째 먹는 홍어

홍어 하면 떠오르는 곳이 흑산도이다. 요즈음은 칠레산 홍어가 대세이지만, 큰 잔치에는 비싸더라도 흑산도 홍어를 찾게 된다. 흑산도는 목포에서 약 90km 정도 떨어진 섬이다. 요즈음은 쾌속선으로 2시간이면 당도하지만, 먼 옛날 돛단배 시절에는 기상이 나쁘면 여러 날 걸리는 곳이었다. 게다가 그 옛날에는 냉장고가 없어 흑산도에서 잡은 물고기를 싣고 목포로 나오다가 기상 악화로 수일이 지나게 되면 물고기를 죄다 버려야만 했다. 그때 썩지 않고 발효되어 오히려 독특한 맛을 내는 물고기가 있었으니, 그놈이 바로 홍어였다.

홍어는 뼈까지 통째로 썰어 회로 먹기도 하고 쪄서 찜으로도 먹는다. 홍어 요리 전문식당에서 홍어코를 시키면 쫀득쫀득한 교질의 진면목을 맛볼 수 있다. 홍어는 뼈가 연골이라 뼈째 먹을 수 있는 대표적인 교질 음식이다. 퇴행성관절염에 좋은 것은 당연하다.

복어껍질과 도치껍질

한양대 국문학과 정민 교수가 쓴 『미쳐야 미친다』는 책에 부스럼 딱지를 뜯어먹는 유옹이라는 사람의 창가벽(瘡痂癖) 이야기가 등장하는데, 부스럼 딱지의 맛이 복어에 비유되고 있다. 섬뜩하고 비위가 상하지만, 그 사람은 부스럼 딱지를 실제로 먹어본 것 같다. 피가 굳어 생긴 딱지는 교질이 많은데, 복어껍질 역시 교질 덩어리이기 때문이다.

복어껍질은 썰어서 와사비 간장에 찍어 먹기도 하는데, 껍질만으로도 훌륭한 별미가 된다. 생선껍질 중에 교질의 깊은 맛을 가장 잘 즐길 수 있는 음식이다.

이 복어껍질에 비길 수 있는 것이 도치껍질이다. 도치는 겨울철 동해안 별미로 1~2월이면 알이 꽉 찬 도치가 잡히는데, 탕을 끓여 먹기도 하고 껍질은 벗겨서 복어껍질처럼 먹는다. 일식집에서 돌돌 말아 나오는 민어나 도미 같은 생선껍질도 교질의 맛이다.

교질이 숨어 있는 샥스핀

생선의 지느러미나 꼬리도 풍부한 교질이 숨어 있는 부위이다. 대부분의 요리에서 지느러미는 잘라버리지만, 생선구이를 하면 지느러미나 꼬리도 먹을 수 있다. 노릇노릇 구워진 꼬리나 지느러미는 고소한 맛이 일품이다.

지느러미로 요리할 수 있는 대표적인 생선이 바로 상어이다. 상어의 지느러미가 바로 그 유명한 샥스핀이다. 샥스핀은 최고급 중국 요리로* 손꼽히는데, 다른 생선들의 지느러미처럼 교질이 주성분이다.

교질의 힘을 알고 있던 중국 요리사들은 상어의 등과 옆구리에 붙어 있는 지느러미와 꼬리를 잘라 귀하게 사용했다. 특히 독맥(督脈)을 따라 솟아오른 등지느러미는 그 부위와 형(形)에 의해 녹용에 버금가는 효능이 있다고 보아 더욱 귀하게 여겼다.

---

*중국 요리사들이 손꼽는 최고급 음식의 비밀은 대부분 교질에 있다. 그래서 샥스핀, 곰발바닥, 잉어부레, 녹각, 해삼, 북경오리껍질 등 많은 교질 재료들이 최고급 중국 요리로 바뀌곤 한다.

방향성 약재

콜럼버스는 왜 그렇게 인도로 가는 뱃길을 발견하려 애를 태웠을까? 많은 사람들은 금과 은을 찾아 인도로 떠났다고들 말하지만, 정작 그 이유가 후추 때문이기도 했다는 사실을 아는 사람은 드문 것 같다.

당시 유럽에서는 후추라는 양념이 아주 귀한 고가(高價)의 식품이었다. 후추는 맛이 좋고 강렬한 향을 갖고 있어 소금에 절인 살코기가 부패하여도 그 냄새를 덮어주며, 거의 상한 생선도 적당량의 후추를 치면 그런 대로 먹을 만한 음식으로 바뀌어 냉장고가 없던 시절 획기적인 향료로 취급되었다.

남인도가 원산지인 후추는 베니스의 상인들이 터키를 거쳐 유럽으로 가져왔는데, 15세기 말경부터 터키는 이 해상 무역로를 봉쇄

해버리고 만다. 그러자 자연히 후추의 가격이 천정부지로 치솟게 되었고, 향료무역을 할 수 있는 이들은 어마어마한 부자가 되었다. 오늘날 베니스의 화려한 궁전과 성당, 종탑들이 양념상인들의 주머니에서 나온 돈으로 지어졌다는 말은 그렇게 유래한 것이다.

당시 후추 못지않게 유명한 향료로서 육두구(肉荳蔲)라는 것도 있었다. 1300년경 영국에서는 한 근도 안 되는 약 450그램의 육두구가 양 세 마리 값에 달했으니, 이 또한 부잣집에서나 맛볼 수 있는 값비싼 향료였다. 육두구의 원산지는 인도네시아로, 인도나 동남아에서만 자생하던 향이 가득한 식물들이 중세부터 유럽으로 수입되면서 그들의 식탁을 바꾸어 오늘날 향신료가 풍부한 서양 요리가 탄생하게 된 것이다.

한의학에서도 후추나 육두구, 사인, 정향 등의 방향성 약재들을 많이 사용하고 있다. 그러나 이러한 약재들은 『신농본초경』에서는 보이지 않는다. 원산지가 중화권에서 벗어난 지역이라 춘추전국시대나 한나라 당시에는 상용하지 않았던 것이다. 후추[胡椒] 같은 경우도 당나라 시대인 659년에 편찬된 『신수본초』에 처음으로 기록될 만큼 이러한 약재들은 비교적 후대에 정통 한의학에 편입된 것으로 보인다.

서양에서 후추나 육두구 등을 소화 기능을 도와주는 향신료로 쓰듯, 한의학에서도 향이 나는 약재를 비위의 기능을 돕는 데 주로 이용하고 있다. 조초향성부(燥焦香腥腐)라 하여, 향을 중토(中土)의 자리에 배속하는 것과 같은 맥락이다. 향(香)이라는 글자도 '黍[기장 세 + 甘[달 감]'의 회의(會意)문자로서, '곡식이나 곡식으로 빚은 술에서 나는 냄새'를 뜻하여 토(土)의 의미를 지니고 있다.

조초향성부(臊焦香腥腐)는 모두 코로 지각하는 냄새인데, 초(焦) 는 태우는 듯한 냄새라 화(火)가 되고, 부(腐)는 썩어내리는 냄새라 수(水)가 된다. 그리고 조(臊)는 모충(毛蟲)에서 나는 누린내라 목(木)이 되고, 성(腥)은 개충인충(介蟲鱗蟲)에서 나는 비린내라 금(金) 이 된다. 여기에서 향(香)은 고소하거나 달콤하여 사람으로 하여금 기분 좋게 하는 냄새로서 다른 네 가지 냄새와는 구분된다.

『신수본초』에는 육두구나 후추뿐만 아니라 용뇌, 장뇌, 사향과 같이 강렬한 방향을 풍기는 약재에서부터 목향, 침향, 자단향, 백단 향, 사인, 백두구, 정향, 빈랑 등 각종 향을 가진 약재들이 수없이 많다. 이러한 약재들은 마음을 상쾌하게 하기도 하고 흥분시키기 도 하며, 거꾸로 마음을 가라앉히기도 한다. 한의학에서 향이 있는 약재를 응용하는 범위가 단순히 비위(脾胃)에만 있는 것이 아님을 잘 알 수 있다.

요즘 '허브'라고 하면 주로 향이 있는 식물을 말한다. 그리고 허 브를 이용하여 병을 고치는 사람을 '허벌리스트(herbalist)'라 부른 다. 서양의 민속의학에서는 향이 있는 식물이 치병에 중요한 재료가 되었는데, 동양에서 이에 준하는 사람이 '자편가(赭鞭家)'이다.

자편가란 신농이 백초에 붉은 회초리를 쳐서 풀의 성질을 알았다 는 고사(古事)에서 유래하는 말로, 본초학자를 뜻한다. 즉, 우리 한 의사들은 모두 자편가인 셈이다. 우리 자편가들은 향이 있는 약초

뿐만 아니라 각종 기미(氣味)의 약초, 예를 들면 복령이나 택사, 심지어 곡식과 같은 감담(甘淡)한 약재들도 한의학적 원리에 입각하여 처방하고 있다. 그러므로 자편가의 범주가 허벌리스트에 비해 훨씬 넓다고 볼 수 있다.

어쨌든 향이 있는 약재는 동서양을 막론하고 중요하게 쓰이고 있다. 그리고 그 성질상 보관이나 처치에 대해 다시 한 번 주의를 기울여야 할 약재이다. 방향성이 강한 약재는 당년에 작업한 약재를 당년에 쓸 수 있어야 하고, 오래 보관하려면 진공 포장을 통해 향이 날아가지 않도록 해야 한다. 이미 개봉했다면 밀폐 용기에 보관하는 것이 좋다. 그리고 사인이나 백두구·초두구·육두구 등의 약들은 입탕 전에 깨뜨려서 약성이 잘 우러나도록 하는 것이 좋고, 곽향이나 소엽·형개·박하 등 향이 있으며 경청(輕淸)한 약들은 후하(後下)하여 약성이 탕진(蕩盡)되지 않도록 하는 편이 좋다.

한편, 족발은 돼지의 찬 성질을 없애기 위해 오향장육의 재료로 유명한 오향(五香)으로 요리한다. 이때 오향이란 소회향·팔각회향·정향·후추·계피를 말한다.

4장 교제로 마디를 튼튼하게

우리가 싸이월드의 미니홈피에 열광하고 있는 동안, 미국의 젊은이들 사이에서는 인터넷 가상 세계인 '세컨드 라이프(second life)'가 열풍을 일으키고 있었다. 세컨드 라이프는 말 그대로 '또 다른 삶', '제2의 삶'을 말한다. 세컨드 라이프는 미국 샌프란시스코에 본사를 둔 린든랩이 2003년 서비스를 시작한 인터넷 기반의 3차원 가상 세계이다. 세컨드 라이프 사용자는 아이디와 패스워드로 로그인하여 가상 세계 속의 또 다른 나인 '아바타'로 또 다른 세계의 삶을 살게 된다.

이 세컨드 라이프는 실제의 삶과 유사하다. 일반 다른 인터넷 게임과 달리 아바타는 스스로 바라는 세상을 자유롭게 추구할 수 있다. 아바타는 꿈, 사랑, 야망 등 원하는 모든 것을 가상 세계 속에

먹으면서 고치는 관절염

서 누린다. 현실 세계와 마찬가지로 자본주의 원리에 의해 돌아가는 세컨드 라이프는 공식 통화인 '린든 달러'를 가지고 생활한다. 델, 도요타, 소니 등 세계의 유수한 기업들도 세컨드 라이프에 큰 관심을 가지고 가상공간에 사이버 지점을 오픈했다고 한다.

그런데 세컨드 라이프에 아주 재미있는 현상이 벌어지고 있다. 가입 회원 수가 무려 900만 명 가까이 늘어나고 그 경제 활동의 규모가 커지면서 무질서, 불법, 탈세 등 현실 세계와 비슷한 고민거리가 등장했다는 사실이다.

이렇듯 인간의 손으로 창조한 가상 세계는 인간을 닮을 수밖에 없다. 인간이 최고의 노력과 정성으로 창조할 수 있는 '어떤 것(something)'의 모델은 결국 자기 자신이기 때문이다. 신(神)이 자신의 모습을 본떠 인간을 만들었다는 것을 이해할 수 있는 실마리이다. 그렇다면 우리는 거꾸로 신의 담장 너머를 슬쩍 넘겨 짚어보는 무례도 범해볼 수 있다. 우리를 창조한 신의 나라는 지금 현재 우리가 살고 있는 세상과 별반 다를 것이 없을 거라는 사실이다.

한의학에서는 이러한 사상에 익숙하다. 특히 한의학의 철학적 기반을 다진 한대(漢代) 동중서(董仲舒)는 천인상관(天人相關) 설을 주장하며, 인간은 하늘을 닮을 수밖에 없다고 했다. 여기서 말하는 하늘(天)은 천지(天地)라고 할 수도 있고 조물주, 절대자, 자연, 신, 하느님 등으로 바꾸어 생각할 수도 있다. 하늘[天]이라는 기본 설계도를 바탕으로 인간을 포함한 대자연의 삼라만상이 만들어졌다는 생각이다.

동기상구의 명약

동중서가 쓴 『춘추번로(春秋繁露)』의 '인부천수편(人副天數篇)'을 보면, "사람이 360마디를 가진 것은 하늘의 수와 짝을 이룬 것이고, 몸의 뼈와 살은 땅의 두터움과 짝을 이룬 것이고, 귀와 눈의 밝음은 해와 달을 닮은 것이다."고 했다. 동일한 설계도를 바탕으로 만들었으니 하늘과 인간이 부위별로 서로 짝을 이루고 있고, 서로 짝을 이룬 것들은 당연히 같은 기(氣)를 가지고 있을 수밖에 없으니 이를 '동기상구(同氣相求)'라 한다.

『주역(周易)』의 내용 중에서 공자(孔子)가 저술한 부분인 「십익(十翼)」의 '문언전(文言傳)'을 살펴보면, "같은 소리는 서로 응(應)하고 같은 기운은 서로 구(求)하게 된다.(同聲相應 同氣相求 水流濕 火就燥 雲從龍 風從虎 聖人作而萬物覩 本乎天者親上 本乎地者親下 則各從其類也.)"는 내용이 나온다. 이 구절은 "같은 기운은 서로 통하여 끌어당긴다."는 동기상구를 표현한 글로서, 자연주의적 사고 속에서 살아온 우리 선조들에게는 생활의 저변(底邊)에 자리 잡고 있던 당연한 이치 중 하나였다.

동기상구하는 관습은 현대의 일상 속에서도 쉽게 찾아볼 수 있다. 전날 술을 잔뜩 먹은 후 해장국으로 애용하는 선지국은 간(肝)의 구성 물질과 유사한 선지를 이용하여 간의 해독 능력을 도와줌으로써 숙취로 인하여 발생하는 피로를 회복하고자 하는 음식이다. 또한 과도한 노동으로 몸에 기운이 빠졌을 때 즐겨찾는 사골

먹으면서 고치는 관절염

(四骨) 역시 소의 네 다리뼈를 푹 고아 만든 것으로서, 사람들의 뼛심을 길러준다는 의미로 먹기 시작한 것이다.

한의학에서도 이 이론에 바탕을 두어 사용하기 시작한 약재(藥材)들이 많다. 예를 들어 태열(胎熱)로 인한 소아의 두드러기에 좋은 효과가 있는 선태(蟬蛻)는 매미의 허물이고, 무릎이 아플 때 탁월한 효과를 발휘하는 송절(松節)이나 우슬(牛膝)은 각각 마디와 쇠무릎을 닮은 식물로서 역시 형태적인 유사성을 취상(取象)할 수 있다.

우리가 퇴행성관절염 치료의 주약재로 선택한 교제(膠劑) 또한 동기상구 이론에서 출발한다. 교제란 동물성 약재의 뿔, 껍질 등을 약한 불로 10시간 이상 고아 만든 한약 제제(製劑)로서, 도토리를 물에 넣고 오랜 시간 동안 달여 만든 도토리묵과 그 형태가 비슷하다. 교제를 일상생활에서 사용했던 기록은 『주례(周禮)』의 '동관고공기(冬官考工記)' 중에서 활을 만드는 방법에 대해 기술한 궁인(弓人)에 처음 등장한다. 즉, 교(膠)의 탄력성과 접착성은 활을 만드는 과정에서 생기는 틈을 메우고 부속품을 붙이기 위한 일종의 접착제로서 활용되었다.

교제가 약으로 사용된 기록이 보이는 것은 본초학의 원류(原流)라 할 수 있는 『신농본초경(神農本草經)』이다. 이 책에 등장하는 아교(阿膠)와 녹각교(鹿角膠)는 교제가 지닌 보공(補空)의 효능이 있는데, 인체의 결합조직에 해당하는 부분을 보충하여 인체의 탄력성을 되찾고 병을 치료하였다.

즉, 당나귀의 가죽으로 만든 아교나 사슴의 뿔로 만든 녹각교는 극심한 피로나 노화로 인하여 살의 탄력이 없어지면서 요통이나 관절통 등이 생길 때 탁월한 효과를 나타낸다. 이들의 탁월한 효과로 인하여 후대로 내려오면서 구판교(龜板膠), 별갑교(鱉甲膠), 호골교(虎骨膠) 등 다양한 교제들이 만들어지게 되었다. 이러한 교제의 효과에 착안하여 관절 주변의 연조직을 보충할 수 있는 약재를 엄선·배합하여 보다 다양한 관절의 명약 교제를 새로이 개발하게 되었다.

동기상구의 이론으로 사용하기 시작한 교제들은 현대 의학적으로도 관절의 영양에 필수적인 성분인 젤라틴(gelatin)을 함유하고 있다. 젤라틴은 관절연골, 힘줄, 인대 등의 관절 주변 조직을 구성하는 핵심 성분인 콜라겐(collagen : 교원질)의 분해 산물이다. 최근 관절약으로 인기를 끌로 있는 글루코사민이나 콘드로이틴 역시 이러한 맥락의 약들이다.

법제와 제형

한의원의 약통은 아름다운 식물원이다. 태양과 바람과 비에 의해 자란 산과 들의 수많은 꽃과 나무들이 인간의 병을 고치기 위해 잘 다듬어져 차곡차곡 담겨 있다. 이러한 약재들은 약통에 담기기 전에 대부분 법제라는 과정을 거치게 된다.

봄·여름·가을·겨울 어느 계절을 막론하고 산을 헤매며 약초를 찾다 보면 시간 가는 것조차 잊게 된다. 그러다가 약초를 발견하면 기미(氣味)를 느낄 수 있도록 맛을 본다. 자연 상태의 약초를 생것

먹으면서 고치는 관절염

으로 캐서 처음으로 먹어 보면 그 강렬한 맛에 누구나 할 것 없이 깜짝 놀라고 만다.

백출(白朮)을 손톱만큼 잘라 입안에 넣어 씹으면 맵고 화한 기운에 입안이 얼얼하고, 연필심보다 가는 세신(細辛)의 잔뿌리 하나만이라도 잘근잘근 씹으면 혀가 마비되는 듯하다. 비로소 사람들은 한약의 강한 약성을 깨닫게 된다.

사방으로 흩어져 쉽게 느낄 수 있는 매운 맛의 약초 외에도, 우리가 임상에서 상용하는 약초들은 야생의 상태에서는 강한 약성을 지니고 있다. 이는 상한(傷寒)으로 변증(辨證)할 수 있는 급성폐렴 등과 같은 발열성 질환뿐만 아니라 많은 내과질환에서 한약이 빠르고 강한 효과를 보이는 이유이다.

이와 같이 강렬한 힘을 가진 생(生) 약초를 길들이는 것을 '법제(法製)'라고 한다. 생 약초의 본성을 거스르지 않고 길들이는 것은 야생마를 조련하는 것과 같다. 야생마를 조련하면 더욱 훌륭한 명마로 바뀌듯 법제를 거친 약초는 그 효능을 드높일 수 있다.

사실 법제란 어려운 뜻이 아니다. 가정에서 싱싱한 콩으로 메주를 쑤는 것도 법제이고, 소고기를 배즙에 절여놓는 것도 법제이다. 물가자미를 쫀득하게 만들기 위해 햇살에 말리는 것[曝]도 소박한 의미에서는 법제에 해당된다.

한약이 약통으로 들어가기 위해서는 최소한의 법제인 말리는 과정 정도는 거쳐야 하는데, 임상에서 상용하는 약재 중 살아 있는 야생마의 상태를 고집하는 것은 생지황, 생강 정도뿐이다. 거의 모든 약재를 씻고[洗], 햇빛에 말리고[曝], 싸서 굽고[炮], 볶고[炒], 굽고 [炙], 데우고[煨], 담그고[浸], 찌는[蒸] 등의 법(法)에 의해 순치(馴致) 해서 쓰게 된다.

모두 그러한 것은 아니지만, 일반적으로 생것은 약성이 '빨라'지 고 법제한 것은 '느려'진다. 생것은 급성질환에, 법제한 것은 만성질 환에, 생것은 사법(瀉法)에, 법제를 거치면 보법(補法)에 가깝다. 약 이 술을 먹으면 약성이 상승하고 소금을 먹으면 하강한다. 지황은 아홉 번 쪄진 후 육감수(六坎水)의 형질(形質)로 변하고, 용골은 하 (煨)를 거친 후 자신의 넋 속에 행여 남아 있을 수 있는 한 가닥 혼 (魂)마저 날려버리며 진정한 섭혼지제(攝魂之劑)로 바뀐다.

의자(醫者)는 의야(意也)라, 동원(東垣) 이고(李杲) 선생의 의도대 로 인삼·황기·감초를 사열지성약(瀉熱之聖藥)으로 쓴다면 밭에서 금방 캐낸 수삼·생황기·생감초를 구해 쓰는 것이 가장 좋을 것이 고, 보비(補脾)를 목표로 한다면 홍삼과 밀자황기·자감초 등으로 법제하여 써야 할 것이다.

이러한 과정을 거친 후 비로소 약으로 만들어지게 되는데, 한약의 '제형(劑型)'은 다시 탕(湯), 주(酒), 환(丸), 산(散), 고(膏), 단(丹), 정 (錠), 편(片), 노(露), 상(霜), 교(膠), 차(茶), 국(麴) 등이 있다. 여러 가 지 제형 중에서 관절을 튼튼하게 만들기 위한 보법을 구사할 때 쓰 는 대표적인 제형이 바로 교(膠)이다.

양은냄비 구멍 나면 양은으로 때워야

대나무 광주리가 터지면 대나무로 엮어주고 삼베옷 헤지면 삼베로 기우듯, 맛있는 라면을 끓일 때 쓰는 양은냄비에 구멍이 나면 양은(洋銀)으로 때워야 한다.

사람의 몸도 마찬가지이다. 나이가 들어 뼈가 약해지고 관절의 활액이 말라버리면 당연히 뼈를 채워주고 관절의 활액을 보충할 수 있는 약을 써야 한다.

관절 치료에 대한 우리의 신념은 "양은냄비 구멍 나면 양은으로 때워야 한다."는 관점에서 출발한다. 즉, 기존의 관절 치료 관점에 대해 반성하고 새로운 길을 제시하고자 한다. 지금까지의 각종 관절염 치료 원칙이 진통과 염증 치료에 의한 일시적이고 임시방편적인 방법이었다면, 우리의 치료 원칙은 관절을 튼튼하고 강하게 만드는 데에 주력한다.

원숭이를 죽음으로 내모는 첫 번째 사인(死因)은 '나무에서 떨어져서'이다. 큰 덩치여서 사자나 맹수조차 함부로 덤비지 못하는 코끼리의 경우 대부분 자연사하는데, 그 첫 번째 사인이 바로 '어금니가 닳아서'이다. 어금니가 닳아버리니 좋아하는 풀을 씹을 수 없고 결국 굶어 죽게 된다는 것이다.

이처럼 생명을 가진 모든 존재들은 생로병사에서 벗어날 수 없다. 인간도 그러하다. 나이가 들면서 인체의 장기와 근육, 뼈들은 점차 닳고 약해질 수밖에 없다. 코끼리의 어금니처럼 점차 닳아 제 기능이 약화된다.

　그런데 어금니가 닳고 약화되어도 아무런 손을 쓸 수 없는 코끼리와 달리, 인간은 뼈와 관절 주변의 조직들이 나이가 들어가면서 점차 손상되기 전에 미리 예방할 수 있다. 나아가 이미 손상되었다 하더라도 더 이상의 진행을 막고 회복시킬 수도 있다. 일시적인 진통과 염증 치료가 아닌, 연골과 뼈를 보강하고 관절 주변 조직을 튼튼하게 하는 탁월한 효능을 가진 교제의 투약이 그 해답이다.

교제의 종류

　우리가 퇴행성관절염에 사용하고 있는 교제는 녹각교(鹿角膠), 구판교(龜板膠), 별갑교(鼈甲膠), 아교(阿膠), 와우교(蝸牛膠), 우슬교(牛膝膠), 홍화교(紅花膠) 등이 있다. 이들은 교(膠)를 이룰 수 있는 여러 가지 동물성 약재와 식물성 약재를 환자의 병증에 맞추어 적절하게 배합하여 만든 교제들이다.

　각종 교제들은 전통 법제의 원칙에 입각하여 엄격하게 만들어지고 있는데, 모두 다 몸과 관절을 튼튼하게 하는 한방보제(韓方補劑)의 꽃이다. 특히 홍화교, 우슬교 등은 약해지거나 손상된 관절의 회복을 위한 목적으로 만들어진 교제로서, 기존의 동물성 교제에 관절에 좋은 식물성 약재를 첨가하여 만든 것이어서 퇴행성관절염 치료의 새 장을 열었다고 평가되고 있다.

　교제를 만들 수 있는 약재는 소개된 것 이상이다. 영양각(羚羊角),

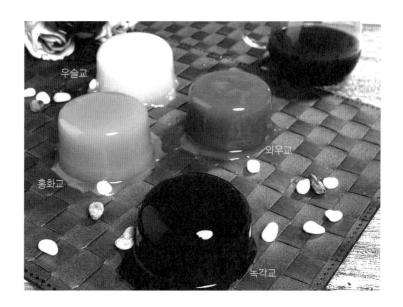

수우각(水牛角), 천산갑(穿山甲), 녹근(鹿筋) 등 많은 종류의 동물성 약재가 교제로 만들어질 수 있다. 하지만 한의학의 역사 속에는 교제의 제조가 활발하지 못했다. 그저 아교나 녹각교 정도만 상용약으로 사용되었을 뿐이었다.

　나이가 들면서 퇴행성관절염이나 골다공증처럼 여기저기 빈곳이 생겼을 때 그 빈곳을 채워주는 최고의 명약인 각종 교제들이 활성화되지 못한 이유는 앞서도 이야기했지만, 각종 동물성 약재를 고아 교제를 만들 만큼 풍족하지 못한 사회경제적 배경 때문이었다. 교제의 소비층도 큰 이유로 자리하는데, 교제는 나이 드신 어른들의 퇴행성 질환에 적합하고 필요한 약이지 경제권을 쥔 젊은이들에게 상대적으로 절실한 약이 아니었다. 사실, 어른이든 젊은이든 교제

녹각교	녹각(鹿角)을 주약재로 만든 교(膠)로서, 뼈를 강하게 하고 허리와 무릎을 튼튼하게 한다. [强骨壯腰膝]
구판교	구판(龜板)이 주약재이다. 피가 부족하면서 허리와 다리가 시리고 아픈 것을 고친다. [治陰血不足腰脚唆痛]
별갑교	별갑(鱉甲)이 주약재이다. 자음강장하며 허로로 인한 골증열(骨蒸熱)을 다스린다. [益陰 除虛勞 骨蒸熱]
아교	당나귀가죽이 주약재로서, 힘줄과 뼈를 튼튼하게 하여 골절동통을 없앤다. [强筋健骨 治骨節疼痛]
와우교	콘드로이틴 성분이 풍부한 달팽이(蝸牛)가 주약재로서, 손상된 관절의 연조직을 빠르게 회복시켜준다. 《동의보감》에서는 소갈도 없앤다고 소개되어 있다. [止消渴]
홍화교	홍화(紅花)가 주약재로서, 어혈을 없애 혈액순환이 잘되게 하고 붓기를 가라앉혀 통증을 멈춘다. [破瘀血活血消腫止痛]
우슬교	우슬(牛膝)이 주약재이다. 근골을 튼튼하게 하고 허리와 무릎의 심한 통증을 없애준다. [强筋骨治腰膝骨痛]

[표 2-1] 각종 교제의 효능

가 필요하더라도 어려운 형편에는 만들 엄두를 내지 못한다.

　이제야 교제를 만들 수 있는 것은 전적으로 세월이 바뀌었기 때문이다. 교제의 비용을 감당할 만큼 경제적 사정이 나아졌고, 나이 드신 어른들도 대부분 경제권을 지니게 되었다. 이제 교제는 고령화사회에 퇴행성관절염의 치료뿐만 아니라 항노화(抗老化)의 첨병으로 삶의 질을 높일 수 있는 최고의 명약(名藥)이다.

한약은 간에 해롭다?

요즈음 간염이나 간경화 등 간이 나빠 내과로 가면 내과전 문의가 "한약은 간에 해로우니 드시면 큰일 난다."는 주의를 준다 고 한다. 그리고 일반적으로는 '레가론'이라는 약을 처방해준다는 데 기가 막힐 노릇이다. '레가론'은 'Carduus Marianus'라는 엉겅 퀴의 씨앗으로 한약재이기 때문이다. 제약회사에서 엉겅퀴의 씨앗 을 추출해 연질캡슐이나 현탁액으로 농축해 시판하니, 결국 의사들 이 양약으로 오인한 것일 뿐이다.

엉겅퀴는 『신농본초경』에도 비렴(飛廉 : 지느러미엉겅퀴)으로 수록 되어 있고, 대계(大薊 : 엉겅퀴)는 간경(肝經)으로 들어가 피의 열을 식 혀주고 지혈시킨다(凉血止血)고 하여 한의사들이 상용하는 약재이 다. 국화과에 속하는 여러 가지 엉겅퀴들은 실리마린(silymarin)이란 유효 성분을 가지고 있는데, 특히 우리나라 엉겅퀴가 그 함량이 높다고 한다.

결국 의료가 한방·양방으로 이원화된 이 땅에서 괴로운 것은 환자들이다. 그들이 받아들여야 하는 의료 정보는 진실의 차원이 아닌, 상업적 논리에 의해 만들어진 오류가 많기 때문이다.

최근 한의원을 내원하는 환자들은 걱정스러운 표정으로 "한약은 간에 해롭다고 하는데, 괜찮을까요?"라는 질문을 많이 한다. 병을 고치는 의사 입장에서 정심(淨心)으로 잘 진찰하고 처방하기도 버거운데, 한약은 간에 해로운 것이 아니라고 설명하기란…. 수천 년 간 양생과 건강의 상징이었던 한약이 불과 몇 년 사이에 거대한 세력에 의해 매도되고 있는 것 같아 언짢은 기분도 감출 수 없다.

그럼에도 불구하고, '한약은 간에 해롭다.'는 말을 다시 한 번 따져보도록 하자. 이 말의 정의가 옳은지 그른지 알려면 우선 한약이 무엇인지 이해해야 한다. 『동의보감』에 나와 있는 한약들을 살피기 위해, 요즈음 표현으로는 '약물편', 한의학도끼리의 전문 용어로는 '탕액편(湯液篇)'을 펼쳐보자.

'탕액편'은 수부(水部), 토부(土部), 곡부(穀部), 인부(人部), 금부(禽部), 수부(獸部), 어부(魚部), 충부(蟲部), 과부(果部), 채부(菜部), 초부(草部), 목부(木部), 옥부(玉部), 석부(石部), 금부(金部) 등으로 나뉘어져 있다. 소위 '한약'이라고 부르는 약물은 자연계의 각종 천연물로 다양하게 구성되어 있음을 그 분류만으로도 쉽게 알 수 있다.

먹으면서 고치는 관절염

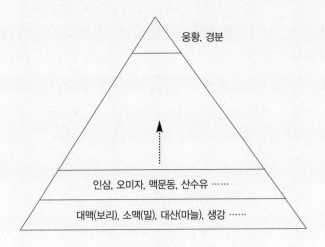

웅황, 경분

인삼, 오미자, 맥문동, 산수유 ……

대맥(보리), 소맥(밀), 대산(마늘), 생강 ……

한약의 종류
피라미드의 하층은 독성이 없는 한약재로,
대부분의 한약재는 이곳에 분포한다.
피라미드의 정점으로 갈수록 독성이 강해지는데,
이러한 한약재는 극소수에 불과하다.

특히 곡부에는 쌀, 보리, 밀, 콩 녹두 등등이 선보이고, 채부에는 생강, 배추, 무, 파, 마늘 등이 선보인다. 수부에는 소고기, 금부에는 닭고기 등 우리가 일용하는 음식이 모두 한약으로 분류되어 있다. 한약이 간에 해로우면 밥상부터 뒤엎어야 된다는 얘기가 된다.

물론 한약도 약인지라 당연히 독성이 강한 약도 있다. 위의 그림처럼 한약의 종류는 피라미드 구조로 이루어져 있다. 맨 밑은 독성이 없고 감미(甘味)가 많아 일용할 수 있는 음식이자 한약이다. 약과 음식의 구분이 없는 종류들이다. 그 위는 음식으로 대용할 수는 없지만 역시 독성이 없어 양생의 목적으로 일용할 수 있는 종류들이다. 대부분의 한약은 이 정도에 많이 분포된다. 점차 위로 올라가면 약성이 강한 만큼 독성도 가지게 되는데, 피라미드의 최상층은 독성이 강해 한의사의 엄격한 진단 하에서만 쓸 수 있다.

그러므로 '한약이 간에 해롭다.'가 아니라, '한약 중에도 독성이 강한 약이 있으니 한의사의 진단 하에 처방을 받으라.'고 말해야 옳다. '한약은 간에 해롭다.'는 무책임한 표현으로 모든 한약이 독약이 되어버리는 것은 이치에 맞지 않다.

무책임한 발언을 처음으로 내뱉은 내과의사들 중 한 사람은 대단한 호주가로 소문나 있는데, 그는 폭음한 다음날 인삼으로 술독을 푼다고 한다. 그 사람의 눈에는 도대체 엉겅퀴나 인삼이 무슨 약으로 보이는 것인지 의문스럽기만 하다.

먹으면서 고치는 관절염

부록

한의학에서
퇴행성관절염의 치료 역사

1장 기원전 1800년경, 은나라 – 이윤팽선

노자(老子)가 말한 '치대국 약팽소선(治大國若烹小鮮 : 큰 나라를 다스리는 것은 작은 생선을 삶는 것과 같다.)'의 오리지널 라이선스를 가지고 있는 분은 이윤(伊尹)이다.

이윤은 탕왕을 도와 은나라를 일으킨 개국공신으로 원래 요리사 겸 한의사 출신이었다. 그는 '요리하듯 천하를 다스려' 위대한 재상으로 추앙받았으니, 노자의 치대국 약팽소선에 영감을 준 장본인이라 볼 수 있다. 이윤은 『탕액(湯液)』이라는 책을 짓고 음식으로 병을 고친 의약(醫藥)의 비조(鼻祖)이다. 그러한 의미에서 건강한 음식과 좋은 약물로 관절을 치료하려는 우리들의 정신적 스승이라 감히 말할 수 있다.

요리하듯 천하를 다스리다

13세 단군, 흘달(屹達)이 부도(符都)를 다스리던 BC 1767년 겨울, 아침부터 내린 눈으로 하늘도 산도 들판도 하얗다. 하(夏)나라 걸왕(桀王)의 폭정을 견디지 못해 일어난 전란(戰亂)은 중원을 휩쓸고 백성들의 울음소리가 끊이지 않았지만, 흰 눈으로 뒤덮인 천지는 모처럼 평화스러워 보인다. 먼 산에 산짐승 울음소리와 눈의 무게를 못 이긴 나뭇가지 부러지는 소리가 간간이 들리는 오후, 눈 덮인 들판을 가로질러 새털 같은 걸음으로 빠르게 걸어가는 이가 있었다. 그의 양 어깨에는 정(鼎)이 걸쳐져 있는데, 왼쪽에는 원정(圓鼎)을 오른쪽에는 방정(方鼎)을 걸머지고 조금도 무겁지 않은 듯 미끄러지듯 가볍게 걷고 있었다.

조금 마른 체구에 날카로운 인상을 가진 사람으로 하얀 도포를 입고 두건을 썼는데, 두건에 그려진 삼족오(三足烏)로 보아 그가 동쪽에서 온 사람임을 짐작할 수 있다. 그의 이름은 바로 이윤(伊尹)으로, 이수(伊水)의 강가에서 즐기던 안빈(安貧)의 도(道)를 포기하고 상족(商族)의 왕, 탕(湯)을 돕기 위해 세상에 나선 것이다.

탕은 벌써 세 번이나 사신을 보내 그에게 도움을 청했다. 그래도 흔들리지 않던 이윤의 마음을 움직인 것은 멀리서부터 들려오는 하나라 백성들의 슬픈 노랫가락이었다.

"아, 이 해는 언제 없어지려나. 내 너와 함께 죽겠노라."*

걸왕은 정사는 내팽개치고 말희라는 여자에게 빠져 궁궐 안의 연

먹으면서 고치는 관절염

못에 술을 채우고 나뭇가지에는 고기 안주를 걸어놓고 향락만을 일삼으니, 백성들은 도탄에 빠져 숨조차 쉴 수 없었다. 그러고도 천하를 가진 자신을 태양에 비유하고 스스로를 하늘의 해라고 하니, 폭정에 시달린 백성들이 그놈의 해와 함께 죽어버리겠다는 피눈물 맺힌 노랫가락을 만든 것이다.

이윤이 상족의 성 안으로 들어서자 탕은 만면에 미소를 띠고 최고의 예를 갖춰 맞이하였다. 기쁨에 넘친 탕은 "드디어 오늘 내가 하늘의 도움으로 그대를 얻었다."며 이윤을 상석으로 안내했다. 그토록 원하고 기다리던 이윤이 제발로 찾아온 것이다. 탕은 첫눈에도 후덕한 풍채에 몹시 인자해 보였다. 그러나 이윤의 눈에 비치는 탕의 모습은 중원을 다스릴 왕의 기개는 아니었다. 성품은 어질어 보이지만, 천하를 도모할 만큼의 결단력은 부족해 보였다.

이윤은 양 어깨에 매고 있던 두 개의 정을 탕 앞에 내려놓으며 치세의 이치를 펼치기 시작했다.

"왼쪽은 원정이라, 하늘을 닮아 그 발이 기수(奇數)로 세 개이다. 하늘을 흠향한다. 오른쪽은 방정(方鼎)이라, 땅을 닮아 그 발이 우수(偶數)로 네 개이다. 땅을 흠향한다. 천명(天命)을 따르는 자만이 천하를 다스릴 수 있으므로 신(神)에게 흠향하는 것이다.

이 솥들은 살아 있는 신에게도 흠향한다. 살아 있는 신은 바로 백성이다. 대저 백성은 하늘과 땅이 낳은 자식인지라, 천명을 따름이

---

*『서경(書經)』「탕서(湯誓)」, "時日曷喪 予及汝皆亡."

란 백성을 따르는 것과 같다. 백성을 제대로 돌보지 못하고 하늘을 잘 섬기는 이는 없다. 이 솥으로 곡육과채(穀肉果菜)와 본초(本草)를 끓여 탕액(湯液)을 만드는데, 그 탕액으로 사람을 살릴 수도 있고 죽일 수도 있다. 왕은 백성을 살리는 탕액을 끓이고 싶은가, 죽이는 탕액을 끓이고 싶은가?"

이윤이 탕액으로 탕에게 펼친 치세의 도는 해가 질 때까지 계속 이어졌다. 그날 많은 사람들은 상족의 성 뒷산에서 집채보다 큰 삼족오가 날아와 성 주위를 몇 바퀴 돌다가 중원으로 날아가는 것을 보았다고 한다.

그로부터 1년 뒤 BC 1766년, 탕은 이윤의 도움으로 걸왕을 쫓아내고 중원에 동이족의 나라 은(殷)을 개국한다. 탕이 포악한 걸왕을 쫓아내고 새로운 왕조를 만든 것이 역성혁명의 시작이다. 동이족이 역성혁명을 일으킬 수 있었던 정서적 바탕에는, 왕이 아니라 하늘이 진정한 토(土)라는 믿음이 있었기 때문에 가능했다. 화하족과 달리 동이족에게는 토가 아직 왕에게 제대로 이동하지 못했다. 동이족은 토의 대행자가 나라를 제대로 다스리지 못하면 필부(匹夫)보다 못하다고 여겼다. *

---

*이윤은 탕왕을 도와 하나라의 걸왕을 토벌하고 은나라를 일으킨 개국공신이다. 이름은 '이'이고 '윤'은 관직이다. 일설에는 이름이 지(摯)라고도 한다. 『서경』과 『맹자』 등에 이윤의 기록이 있는데, 탕왕을 뒤이은 외병(外丙), 중임(中壬) 등의 왕에게서도 벼슬하였고, 탕왕의 손자 태갑(太甲)까지 보좌한다.

중국은 하상주 단대공정과 동북공정을 통해 그들의 역사를 새로 쓰고 있다. 우리가 넋을 잃고 있는 사이 동이족이 세운 은나라와 은나라의 재상인 이윤도 그들의 조상으로 바뀌고 있다. 최근 드라마 〈태왕사신기〉와 같은 사극을 통해 배달민족의 뿌리에 대한 관심이 높아지고 있다. 이제 우리는 시야를 더욱 넓혀 중원을 지배하던 우리의 조상 은나라에 주목해야 한다.

먹으면서 고치는 관절염

한의약의 비조 이윤

왕호고(王好古)의 『탕액본초(湯液本草)』 서문에는 "세상 사람들은 모두 『황제내경』이 한의학의 출발점이라 알고 있지만, 『황제내경』이 실제로는 『신농본초』라는 책에 기원하고 있다는 사실은 잘 모르고 있다. 은나라의 이윤은 『신농본초』를 바탕으로 『탕액』이라는 책을 저술했고, 한나라의 장중경은 『탕액』을 바탕으로 질병 치료의 큰 법칙을 만들었다."*라 밝히고 있다.

이는 한의약(韓醫藥)의 정통은 실질적으로 은(殷)의 이윤에서 시작되어 한(漢)의 장중경으로 넘어감을 뜻한다. 이윤은 『본초』에 능하여 『탕액』을 지었고 중경은 『탕액』을 넓혀 『상한론』을 짓게 되었다. 이로써 전설상의 인물인 신농을 벗어나, 역사적으로 실존한 인물로서 한의약의 비조를 꼽는다면 이윤이 되는 것이다.

『사기(史記)』 '탕본기(湯本記)'에 보면 다음과 같은 기록도 나온다.

> 이윤의 이름은 아형이다. … 솥과 도마를 가지고 와 요리를 통해서 탕왕에게 가르침을 펼쳐, 탕왕으로 하여금 왕도에 이르게 하였다.**

*『탕액본초(湯液本草)』, "世皆知『素問』爲醫之祖 而不知軒岐之書 實出於『神農本草』也 殷伊尹用『本草』爲湯液 漢仲景廣『湯液』爲大法."
**"伊尹名阿衡 (中略) 負鼎俎以滋味說湯, 致于王道."

이윤은 요리를 통하여 작게는 몸을 고치고 크게는 천하를 고치는 길[道]을 깨달은 이로서, 갖은 음식과 약물이 가지고 있는 각각의 본성과 배합 비율, 그리고 삶고 굽고 데치는 등의 조리에 정통하였음을 잘 알 수 있다.

다시 노자의 '치대국 약팽소선'이라는 말을 떠올려보자. 큰 나라를 다스리길 작은 생선 굽듯 하라는 의미였다. 작은 생선을 구울 때 자주 뒤집으면 생선살이 다 부서진다. 그만큼 진중하게 나라를 다스리라는 뜻으로 해석할 수도 있고, '쉽게 하라.', '요리에 나라를 다스리는 길이 있다.' 등의 해석도 가능하다.

이렇듯 그 의미를 되뇌어보면 '약팽소선'의 라이선스는 노자(BC 6세기경)가 아닌 그보다 천 년을 앞선 이윤임을 잘 알 수 있으므로 '이윤팽선(伊尹烹鮮)'이라 하는 것이다. *

결국 이윤은 『탕액』을 짓고 음식으로 병을 고친 의약의 비조로서, 건강한 음식과 좋은 약물로 병을 치료하는 모든 한의학도들의 스승이라 할 수 있다.

저우런더피엔

"주나라 사람들의 사기다(周人的騙, 중국 발음으로는 '저우런더피

---

*몇 년 전 서울의 한강 남쪽에 생긴 작은 실내포장마차 이름이 '약팽소선'이었다. 많은 이들이 좋은 추억으로 떠올리는 그곳은 제철에 나는 오로지 좋은 해물을 재료로 삼아 안주를 만든다는 신념을 지켰는데, 높은 원가를 감당하지 못하고 결국 문을 닫고 말았다.

엔')."

하버드대학 문명학과 교수이면서 중국 고고학 방면의 세계적 석학인 장광직(張光直) 박사가 한 학술대회 개막식 치사에서 한 말이다. 그는 중국 고대사 중에서도 하·은·주 연구의 세계적 권위자로서 그의 말은 세계 고고학이나 역사학에 절대적 영향을 미친다.

그러한 권위를 가진 장광직의 확신에 찬 이 주장은 사실 고고학의 발전에 의해 가능했다. 즉, 문헌으로 전해오는 역사는 거짓말을 할 수 있지만 유물의 발견으로 밝혀지는 고고학의 성과는 속일 수 없기 때문이다. 19세기 말과 20세기에 걸쳐 밝혀진 고고학적 진실은 수천 년 간 믿어왔던 역사적 사실들을 뿌리부터 의심하게 만들었다.

이들 고고학적 진실에 따르면 중국 대륙의 역사는 주나라가 은나라를 멸망시키면서 왜곡되기 시작했다. 그러한 왜곡은 한나라 시대에 이르러 중화사상(中華思想)으로 팽창하는데, 이로써 중국대륙은 중앙과 변방으로 나뉘어지고 실제적인 역사의 조작이 진행된다.

하지만 그러한 역사적 조작 또한 최근 100년 간의 고고학적 연구결과에 의해 그 실체가 드러나기 시작했다. 중국 전역에서 출토된 고대 유물들이 중화사상에 치명적 오류가 있음을 보여주었기 때문이다. 가장 명확한 예는, 소위 말하는 중국의 중앙, 즉 중원(中原)에서 출토된 고대 문물보다 중국의 변방에서 출토된 고대 문물이 더욱 발달된 문명을 보여준다는 데 있다. 뿐만 아니라 그 연대도 훨씬 높다는 사실도 밝혀졌다.

용골과 은허

19세기 말인 1899년, 왕의영(王懿榮)이라는 학자는 청(淸)의 수도 북경의 약방에서 '용골(龍骨)'이라는 약재를 산다. 용골은 땅속에 묻혀 수천 년이 지난 구갑수골(龜甲獸骨), 즉 거북이껍질과 소뼈 등으로서 한약재의 일종이다. 그런데 그 용골 중에서 무슨 말인지 알 수 없는 문자가 새겨져 있는 것을 발견한다.

왕의영의 우연한 발견으로 수천 년 중국 역사를 새로 쓰게 되는 계기가 마련되니, 용골에 새겨진 고대의 갑골문 해독에 의해 은나라의 실존(實存)이 확실해졌기 때문이다. 그전까지 은나라는 하나라와 더불어 실존이 의심되던 나라였다. 게다가 화하족에 뿌리를 둔 중국인의 입장에서는 내심 동이족이 세웠다는 은나라의 실존이 반가웠을 리 없었을 것 같다.

그러나 중국인들의 기대와는 달리 용골에 새겨진 갑골문에는 은왕조 왕들의 계보 서술이 정확했다. 특히 제22대 왕 무정(武丁) 이후의 기록은 그 당시 역사적 사건이 일어났을 때 쓰인 다른 사료(史料)에 의해 실증되기도 했다.

북경의 약방에서 약으로 쓰이던 용골의 출처는 하남성 안양현 소둔촌인데, 이 지역은 예로부터 은왕조 도성(都城)의 유적지로 구전(口傳)되어 내려오면서 '은허(殷墟)'라 불리웠다. 은허는 국민당 정부 주도하에 1928년부터 1937년까지 15회에 걸쳐 발굴되었으나, 중일전쟁 등의 이유로 작업이 중단되고 말았다. 그러다가 1950년 중

먹으면서 고치는 관절염

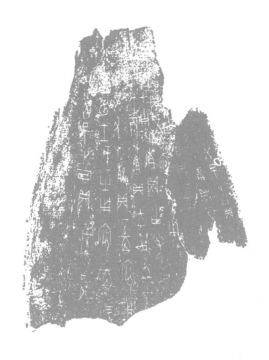

은허에서 발굴된 갑골문

은허에서 출토된 갖가지 유물과 갑골문의 해독에 의해
은나라는 복잡한 문자를 발명하여 사용하고 있었고, 발달된 문명 속에
정교한 청동제 무기와 정(鼎)을 비롯한 각종 식기와 제기의 주조 등
뛰어난 기술을 가진 선진 국가였음이 밝혀졌다.

화인민공화국의 고고연구소(考古研究所)에 의해 발굴이 재개되면서 오늘날까지 수많은 성과가 발표되고 있다.

은허의 고고학적 발굴에 의해 알려지게 된 은왕조의 실체는 주나라 이후, 특히 한대(漢代)에 조작된 역사적 왜곡을 밝히는 단서가 되고 만다. 은허에서 출토된 갖가지 유물과 갑골문의 해독에 의해 은나라는 복잡한 문자를 발명하여 사용하고 있었고, 발달된 문명 속에 정교한 청동제 무기와 정(鼎)을 비롯한 각종 식기와 제기의 주조 등 뛰어난 기술을 가진 선진 국가였음이 밝혀졌다.

은허를 중심으로 연구하던 고고연구소는 중국의 전 국토로 범위를 넓혀 은왕조의 청동 문화를 조사·발굴하기로 한다. 그 결과 은허 이외에 하북·산동·섬서·산서성 등에서 수많은 은대(殷代) 유적지가 나타났을 뿐만 아니라 안휘·호북·호남성과 같은 회수(淮水)와 양자강 중류지방에서도 은대 청동기를 부장한 고분들이 발견되었다.

동서로는 1,000km, 남북으로는 무려 1,200km라는 어마어마하게 넓은 지역이 은왕조의 통치 범위 내에 있었음이 밝혀지는 순간이었다. 이는 세상 그 누구도 예상하지 못했던 결과였다.

이러한 결과는 장광직뿐만 아니라 많은 중국인들에게 큰 충격으로 다가갔을 것이다. 오늘날 중국 대륙을 지배하는 한족(漢族)의 뿌리는 중화민족(中華民族), 즉 화하족(華夏族)이다. 화하족은 주(周)나라를 일으킨 민족으로 원래 중국의 서쪽에 살던 족속인데, 은(殷)을 정벌하면서 중원을 차지하게 된 것이다. 그 후 중국의 역사는 화하족 중심의 역사로 서술되었으니, 역사는 승리자의 것이라는

먹으면서 고치는 관절염

말처럼 주나라 이전의 역사는 축소되거나 왜곡될 수밖에 없었던 것이다.

고정과 설렁탕

우리나라를 대표하는 음식 중의 하나가 설렁탕이다. 전국 어디를 가나 설렁탕을 파는 집은 쉽게 찾을 수 있다. 흔히 설렁탕은 조선시대 태조 때부터 내려온 선농제에서 유래하는 음식이라 알고 있다. 하지만 또 다른 문헌에는 설렁탕의 유래가 고려시대부터 시작되었다고도 한다.

'농자천하지대본(農者天下之大本)'이라 하여 한해 농사의 성공과 실패가 무엇보다도 중요한 시절, 임금이 직접 농사의 소중함을 알리고 한해 풍년을 기원하기 위해 신농 씨와 후직 씨에게 올렸던 제사가 바로 선농제이다. 이날 임금이 제사를 올리고 난 후 친히 밭갈이를 하였으며, 백성들과 함께 식사를 했다. 이때 먹었던 음식이 선농탕, 곧 설렁탕인 것이다. 가마솥[鼎]에 고기와 뼈를 넣고 오랜 시간 설설 끓여 뿌옇게 우려낸 다음, 왕과 백성 및 지위고하를 막론하고 더불어 함께 나누어 먹었다.

우리는 농경을 위주로 하는 정착 민족으로, 설렁탕을 포함한 각종 탕의 문화가 발달되어 왔다. 가마솥과 고정(古鼎), 선농제와 은나라의 제사, 설렁탕과 제사의 희생(犧牲), 우연이라고 하기에는 닮은 점이 너무 많다. 멀리 은나라에서부터 보이지 않는 면면한 끈이

이어져 있다고 느껴지지 않는가?

우리가 일상으로 먹는 설렁탕의 유래는 오래되었다. 우리는 그 설렁탕의 유래를 조선시대나 고려시대가 아니라 우리의 조상 동이족이 세운 은나라에서 찾고자 한다. 화하족은 서쪽 유목민 출신이다. 그래서 한자(漢字)에는 양(羊)을 귀하게 여긴 흔적이 많이 남아 있다.* 양을 키우고 유목민으로 살던 민족은 자주 이동하므로 건식(乾食)이 발달하지, 습식(濕食)인 탕(湯)의 문화가 발달하기는 어렵다.** 이 또한 은나라의 고정과 탕이 우리 동이족의 유산이지, 화하족의 유산이라 볼 수 없는 까닭이다.

은나라의 고정, 이윤의 『탕액』은 우리 한의학도들에게 각종 탕과 교제, 그리고 보법으로 이어진다. 3,800년의 역사를 가진 탕의 문화가 오늘날 각종 퇴행성 질환의 치료에 새로운 길을 열어주고 있다.

---

*아름다울 미(美), 옳을 의(義), 착할 선(善), 행복 상(祥) 등 양(羊)이 들어간 글자는 대체적으로 좋은 뜻을 갖고 있다.

**"식사하는 도구와 음식과의 관계를 살펴보면 육식을 주로 하는 유목민이었던 서양의 경우 포크와 나이프 문화가 발달하였다. … 한국인들은 뜨겁고 수분을 많이 함유한 음식을 좋아하기 때문에 숟가락을 많이 사용하고…" 『세계요리문화산책』

이처럼 농경을 하며 한곳에 정착하면 밥과 탕과 같은 습식 음식이 발달하게 되고, 유목을 하며 거처를 자주 옮기게 되면 빵과 육포와 같은 건식 음식이 발달하게 된다.

2장 기원전 206~기원후 220, 한나라 –『황제내경』과『상한잡병론』

　　한의학을 공부하려면 반드시 거쳐야 하는 책이 바로『황제내경(黃帝內經)』과『상한잡병론(傷寒雜病論)』이다.『황제내경』과『상한잡병론』은 한의학의 바이블로 여겨지는데, 이처럼 중요한 책들은 거의 2,000년 전에 완성되었고 오늘날의 한의학도 이 책들을 중심으로 발전되어 왔다. 한의학의 유구한 역사와 오랜 임상 경험을 반증하는 이들 책 속에 이미 관절질환의 원인과 치료 방법이 소상히 기록되어 있다.

　　　邪之始入於皮也, ~ 其留於筋骨之間, 寒多則筋攣骨痛, 熱
　　　多則筋弛骨消~
　　　질병을 일으키는 사기(邪氣)가 근골격계에 나쁜 영향을 미

치는데, 한기(寒氣)가 많으면 근육이 뻣뻣하게 오그라들고
뼈가 아프며, 열기(熱氣)가 많으면 근육이 늘어지고 뼈가 마
르며 위축된다는 뜻이다. 또한 관절이 상할 수 있는 조건으
로 섭생과 정신적 스트레스도 그 원인이 된다고 보았다.

多食辛, 則筋急而爪枯 ~ 多食甘, 則骨痛而髮落, 此五味之
所傷也.

매운 음식을 많이 먹으면 근육이 굳고 뻣뻣해지며 손톱이
마르고 ~ 단 음식을 많이 먹으면 뼈가 아프고 머리가 빠진
다고 하였다.

恐懼而不解則傷精, 精傷則骨痠痿厥, 精時自下.

두려움에 사로잡혀 있으면 정(精)을 상하여 뼈가 시리고 오
그라든다 했다.

이러한 예뿐만 아니라 『황제내경』에서는 관절에 이상이 올 수 있
는 근육과 뼈의 발병 원인을 여기저기 자세히 밝혀두었다. 그 치료
대책과 처방은 『상한잡병론』에서 찾을 수 있다.

오늘날 '상한론(傷寒論)'과 '금궤요략(金匱要略)'이라는 이름으로
분책(分冊)되어 전해지고 있는 『상한잡병론』에는 아예 '중풍역절병
맥증병치(中風歷節病脈證幷治)'라는 편명(篇名)으로 관절질환이 독립
적으로 실려 있다. 지금으로부터 무려 1,800년 전인 한나라 시대에
이미 관절질환만을 분류하여 원인과 진단 및 치료를 소상히 설명하
고 있으니, 당시의 의학적 발전상을 가히 짐작할 만하다. 중국 역사

먹으면서 고치는 관절염

상 글과 의학이 가장 뛰어난 시대가 한나라 시대여서 한문(漢文), 한의학(漢醫學)이라고 부른다는 이유를 알 듯하다.

諸肢節疼痛, 身體尪羸, 脚腫如脫, 頭眩短氣, 溫溫欲吐, 桂枝芍藥知母湯主之.

팔다리 관절이 모두 아프고 몸이 수척해지며, 다리가 붓고 무릎이 빠질 것 같으며, 어지럽고 숨이 가쁘고 답답하여 토할 것 같을 때 계지작약지모탕으로 치료한다.

病歷節不可屈伸, 疼痛, 烏頭湯主之.

온 마디가 병들어 굽히고 펴질 못하며 아플 때는 오두탕으로 치료한다.

『상한잡병론』에서는 이 두 가지 예 외에도 관절질환의 치료에 절대적인 단서를 제공하는 많은 내용들이 실려 있다. 이는 2,000년의 시대 격차를 뛰어넘어 오늘날 퇴행성관절염을 치료하기 위해 우리들이 운용하는 처방들의 모태(母胎)라 할 수 있다.

3장 조선 중기
―《동의보감》

『동의보감(東醫寶鑑)』은 일반인들의 생각과는 달리 허준 개인의 단독 저술이 아니라 역대 의서들을 총망라한 의학백과사전이다. 즉, 앞서 언급한 『황제내경』, 『상한잡병론』을 포함한 수많은 의서(醫書)들의 핵심을 정리·편집했다고 볼 수 있다. 그래서 『동의보감』만 참고하더라도 동양의 역대 의학자들이 퇴행성관절염을 어떻게 치료해왔는지 자세히 알 수 있다.

먼저, 한의학은 한의학 고유의 질병에 대한 분류체계가 있으므로 관절질환에 대한 원인과 병명(病名)이 서양의학과는 다르다는 사실을 밝혀두고자 한다. 그 예를 들면 다음과 같다.

歷節之痛 皆由汗出入水 或飮酒汗出 當風所致(仲景).

먹으면서 고치는 관절염

전신의 관절이 돌아가면서 아픈 것은, 땀을 흘린 다음에 물
에 들어가거나 술을 마시고 땀을 흘린 다음 바람에 노출된
까닭이다.

白虎歷節風 亦是風寒濕三氣乘之 或飮酒 當風汗出入水 亦
成斯疾 久而不已 令人骨節蹉跌(醫鑑)

호랑이가 물어뜯는 것처럼 관절에 극심한 통증을 일으킨다
는 백호역절풍은 풍, 한, 습 세 가지 사기(邪氣)가 합쳐져서
발생한다고 하였다. * 오랫동안 낫지 않으면 관절이 비틀
어진다고 하였다.

이와 같이 관절질환의 일반적인 원인을 밝혔을 뿐만 아니라, 치법
또한 학자별로 각자 다양하게 설명되어 있다.

痛風 多屬血虛 血虛然後 寒熱得以侵之 多用芎歸 佐以桃仁
紅花 薄桂 威靈仙 或用趁痛散(東垣)

이동원(李東垣)이라는 학자는 환자의 평소 몸 상태가 혈허
(血虛)한 소질(素質) 때문에 발생했다고 보고 천궁이라는
약재를 위주로 하고 도인, 홍화 등을 응용해 치료하였다.

---

*과거에는 장년(壯年)의 관절질환을 중심으로 치료하였기 때문에 그 원인을 풍(風)·한(寒)·
습(濕) 위주로 서술하였다. 하지만 오늘날 노년(老年)의 퇴행성관절염을 다스리기 위해서는 주
원인을 허증(虛證)으로 보아야 하고, 이차적인 원인으로 풍·한·습을 살펴야 한다. 그래서 퇴행
성관절염의 치료는 보법(補法)이 위주가 되고 사법(瀉法)이 보조가 된다.

治痛風法 主血熱 血虛 血污 或挾痰 皆不離 四物潛行 黃栢
牛膝 生甘草 桃仁 陳皮 蒼朮 薑汁 隨證加減 可謂 發前人之
未發也(丹溪).

주단계(朱丹溪)라는 학자는 피가 탁해졌거나 피가 뜨거워
졌거나 피가 부족한 데 담(痰)이 겹쳤다고 보고, 사물탕에
황백, 우슬, 감초 등을 증상에 따라 가감(加減)하여 치료하
였다.

　이는『동의보감』의 '잡병편(雜病篇)'에 기재된 관절질환 내용 중 일
부분이다.『동의보감』에는 이외에도 신형(身形), 경항(頸項), 근(筋),
족(足), 제상(諸傷), 한(寒), 습(濕) 등의 조문에 관절질환의 원인과 치
료 방법에 대한 많은 해결책을 제시하고 있다.

먹으면서 고치는 관절염

화하족과 동이족

우리는 고고학자도 아니고 사학자도 아니다. 국수주의
(國粹主義)에 빠져 민족을 부르짖는 열혈청년은 더더욱 아니다. 단
지 한의학을 사랑하는 한의학도로서 은나라가 우리에게 드리우
는 영감(靈感)이, 은나라의 고정(古鼎)이 주는 감동이 너무나도 크
기 때문에, 이 책의 말미에 은나라와 동이족의 관계를 밝히지 않을
수 없다.

우리가 가지고 있는 은나라에 대한 시각은 단편적인 지식이다. 다
만 한의학도는 한의학도의 시각으로, 공학도는 공학도의 시각으로,
법학도는 법학도의 시각으로, 각자 저마다의 시각으로 은나라에 대
한 이해를 넓히다 보면 은나라는 중국 역사 속의 한 나라가 아니라
진정한 우리의 조상으로 여겨질 것이라 믿는다.

중국의 고대 역사를 이해할 수 있는 사료(史料)로는『역(易)』,『시(詩)』,『서(書)』,『춘추(春秋)』,『예(禮)』등 소위 '오경(五經)'이라 불리는 고전 이외에는 별로 없다. 이 오경을 정리한 공자(孔子)는 기원전 6~5세기 사람으로, 이미 주나라 말기에 접어든 때였다. 그래서 주왕조를 선행하는 하(夏)나 은(殷)에 대한 서술은 정확할 수 없었고, 공자 이후의 사가(史家)들에 의해서는 더욱 변질되어 해석될 수 있었다. 물론 그러한 해석은 대부분 화하족이 아전인수격으로 해석했을 것이라 짐작할 수 있다.

예를 들어, 우리 역사지인『부도지(符都誌)』17장에는 오경(五經)에 기술된 내용과 전혀 다른 요순(堯舜)의 역사가 기록되어 있다. 『부도지』에 의하면 요는 중원의 서쪽에서 공부를 하고 오행(五行)의 법을 만들고 스스로 제왕(帝王)의 도를 주창하다가 유호 씨의 아들 상(象)에 의해 죽임을 당하는 것으로, 그리고 순은 천하의 불효자로 각각 묘사되어 있다.

그런데『부도지』에서 우리의 눈길을 끄는 것은 "요(堯)가 곧 구주(九州)의 땅을 그어 나라를 만들고, 스스로 오중(五中)에 있는 제(帝)라 칭하고 당도(唐都)를 세워 부도(符都)와 대립하였다."라는 문구이다. 여기서 중요한 핵심은 요가 스스로를 제(帝)라고 칭했다는 점이다.

제(帝)는 원래 하늘이나 하느님을 뜻하는 말이다. 그런데 하늘이 아닌 인간이 스스로에게 제라 칭했다는 것은 인간 이성(理性)의 일대 전환이라 할 수 있다. 그리고『부도지』에 나오는 요에 관한 글들

먹으면서 고치는 관절염

은 요에 의해 오행철학이 시작됐다는 것을 짐작할 수 있게 한다.

그런데 오행에서 토(土)는 목화금수(木火金水)를 낳은 무형(無形)의 어머니로서 현상계 이전에 존재한다. 그래서 토는 하늘, 혹은 하느님으로 표현할 수 있는데, 요(堯)는 구주의 땅을 긋고 자기 자신을 스스로 중앙의 오수(五數), 즉 토라 일컬었다.

이는 '토의 이동'으로, 하늘의 토가 인간에게 이동한 것이다. 오행철학에서 토가 현상계에 현신(現身)했으니, 화하족은 하늘이 가지고 있던 절대적 의미의 토를 인간에게 부여하고 토를 목화금수와 동등한 하나의 원소로 취급하게 되었다. 이렇게 인간으로 현신한 토는 왕(王 : '一 + 土', 즉 '北方 一太極의 토'라는 뜻)이 되어 거중(居中)하면서 목화금수를 직접 인위적(人爲的)으로 다스리게 된다.

그래서 화하족의 고대 지도자는 모두 토를 상징한다. 요(堯)는 올(兀 : 높고 평평한 곳) 위에 있는 세 개의 토이다. 토가 세 개라는 것은 '토가 아주 많음'과 같은 뜻인데, 이미 요의 이름에서 하늘인 토가 인간으로 현신했음을 나타내고 있다. 황제(黃帝)도 마찬가지이다. 황제는 'yellow emperor'로 번역되는데, '노란 제왕'이라는 뜻이다. 노랗다는 것 역시 가운데 있는 토를 뜻한다.

순(舜)의 호(號)는 한술 더 뜨는데, 중화(重華)라고 부른다. 화(華)라는 글자를 잘 살펴보면 토(土)를 의미하는 '십(十)'으로만 이루어져 있다. 언뜻 보아도 4~5개가 넘는다. 이에 중(重)으로 곱하면 다시 2배가 되는데, 순 역시 토로 가득하다는 것을 알 수 있다.

그래서 하족(夏族)의 이름에 화(華)를 붙였고, 오늘날 중국이 스스로 중화(中華)라고 하는 의미도 이로써 짐작할 수 있다. 그들이 화하족의 후예라는 것을 이름만으로도 알 수 있다.

반면 동이족인 은나라는 토가 여전히 하늘에 존재한다. 은나라의 믿음은 자연계나 인간계의 모든 현상이 천명(天命)에 의해 일어난다고 보았기 때문이다. 은나라의 왕은 구복(龜卜)을 통해 하늘의 뜻을 알아내려고 노력했다. 그래서 은허에서 발굴된 갑골문의 많은 부분이 선조나 하늘의 뜻을 묻는 점사(占事)였다. 은나라의 보편적 사고는 삶과 죽음이 둘이 아니라 낮과 밤처럼 둥근 원의 반복이라 보았기 때문에, 조상이나 하늘을 위한 제사(祭祀) 문화가 자연스러울 수밖에 없었다.

혼융(混融)된 중국 고대사를 둘로 나눈다면, 화하(華夏)는 인간의 이성(理性)을 밝혔고 동이(東夷)는 인간의 영성(靈性)을 밝혔다고 볼 수 있다.

세계를 휩쓰는 한류(韓流)의 뿌리에 노래와 춤과 술이 어우러진 은나라의 제례(祭禮)가 있고, 우리 민족의 고유한 음식인 각종 탕(湯)의 뿌리에는 은나라의 수많은 고정(古鼎)이 있다.

이 도서의 국립중앙도서관 출판예정도서목록(CIP)은 서지정보유통지원시스템 홈페이지
(http://seoji.nl.go.kr)와 국가자료공동목록시스템(http://www.nl.go.kr/kolisnet)에서
이용하실 수 있습니다. (CIP제어번호: CIP2018012734)

튼튼한 백 세 관절을 위한 치료와 예방

먹으면서 고치는 관절염

ⓒ전창선

초판 발행 2008년 7월 14일

개정판 1쇄 발행 2018년 5월 7일

지은이 전창선

본문 그림 김관형

펴낸이 조동욱

펴낸곳 와이겔리

등록 2003년 5월 20일 제300-2003-94호

주소 110-320 서울시 종로구 율곡로 110-15(권농동)

전화 (02) 744-8846

팩스 (02) 744-8847

이메일 aurmi@hanmail.net

블로그 http://ybooks.blog.me

ISBN 978-89-94140-29-2 03510

＊책값은 뒤표지에 있습니다.

＊잘못 만들어진 책은 바꿔 드립니다.